E. L. Kirchner

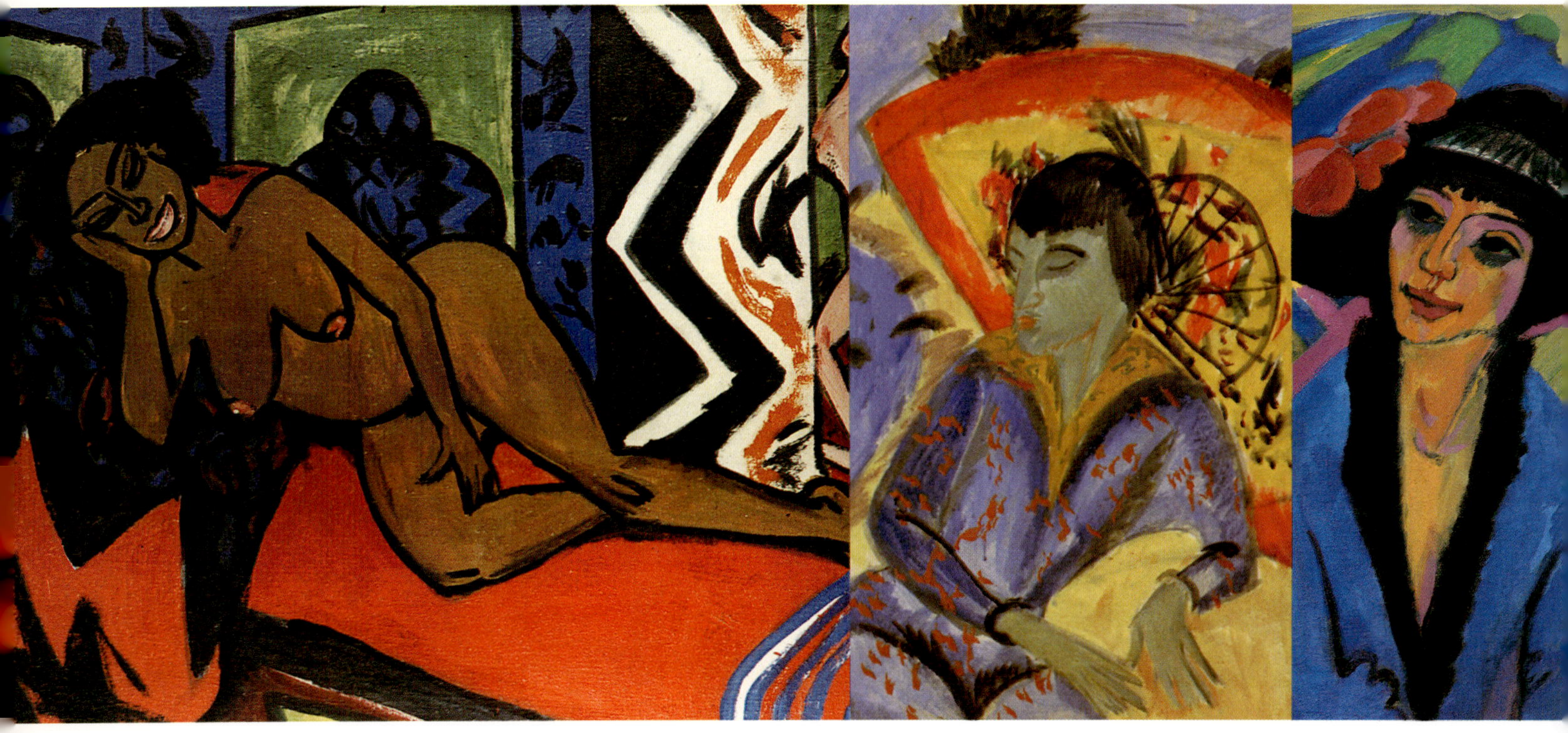

Gerd Presler

Ernst Ludwig Kirchner

Seine Frauen, seine Modelle, seine Bilder

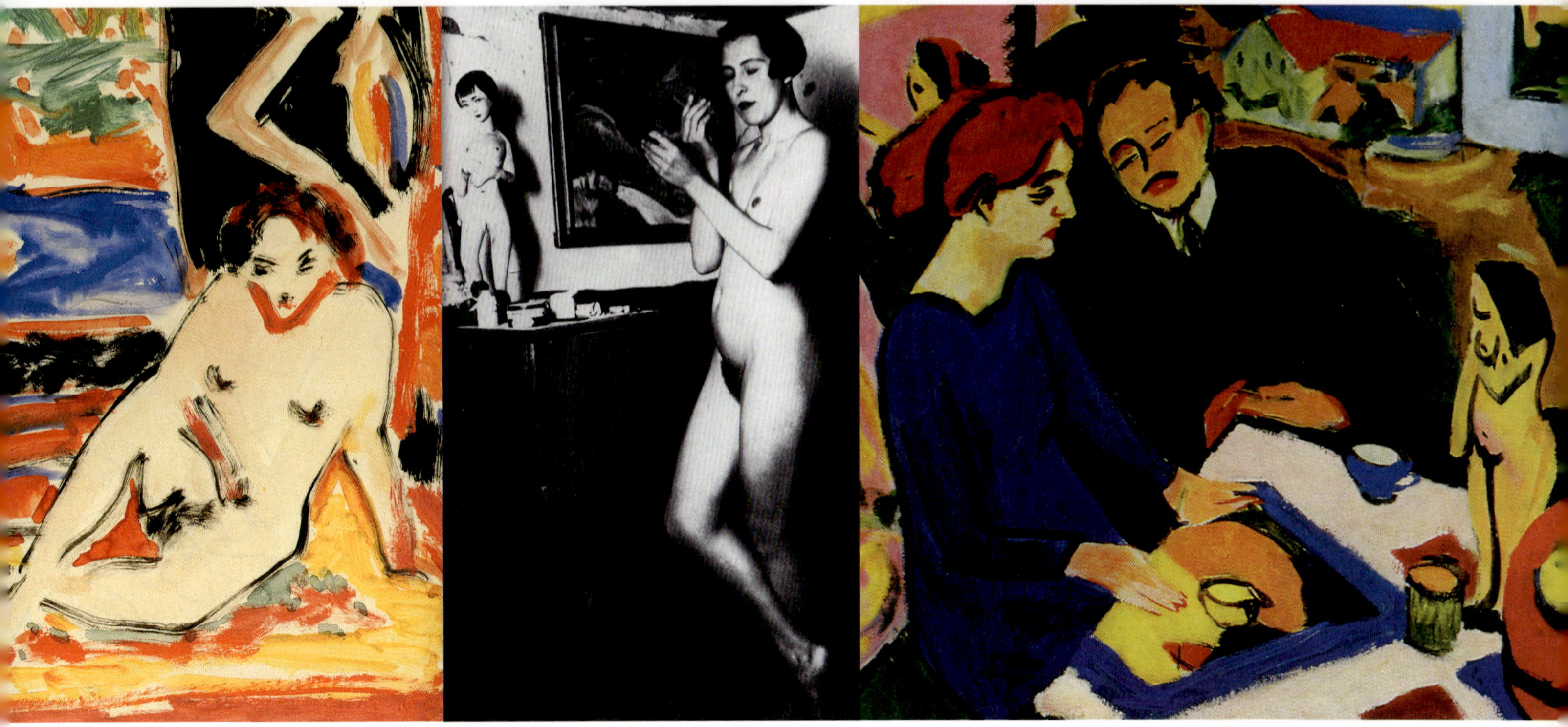

Prestel

Inhalt

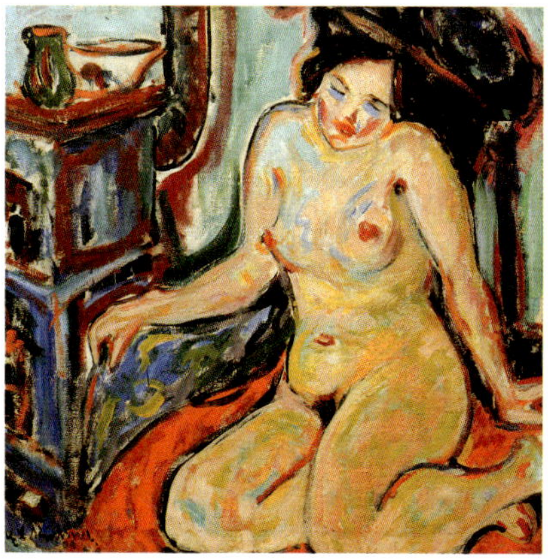

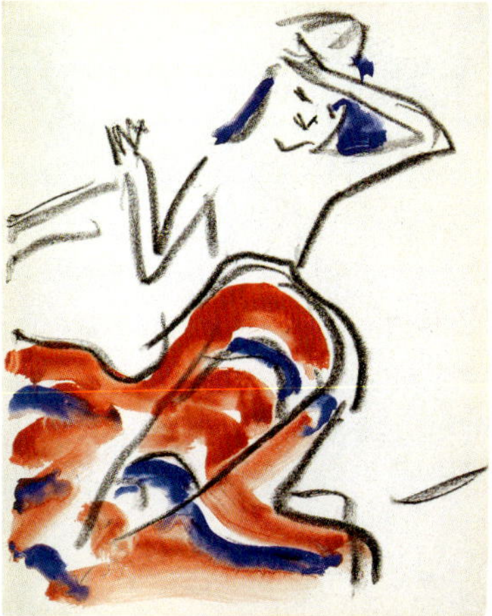

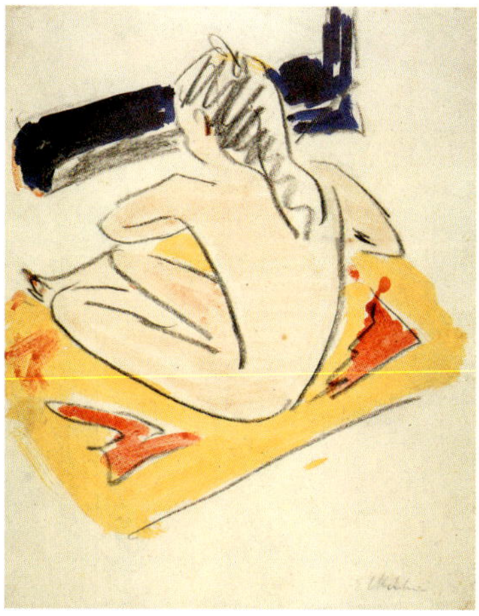

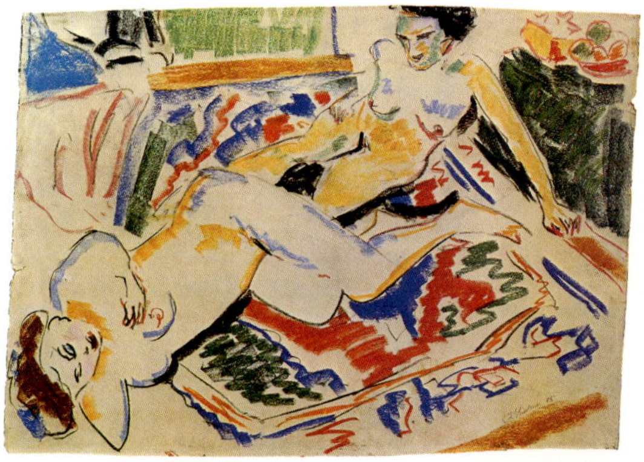

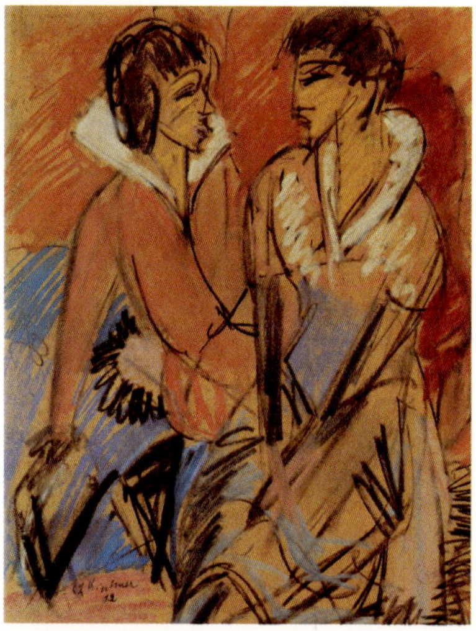

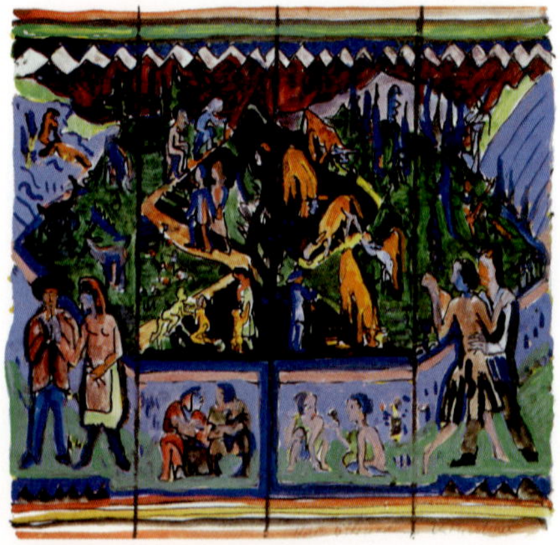

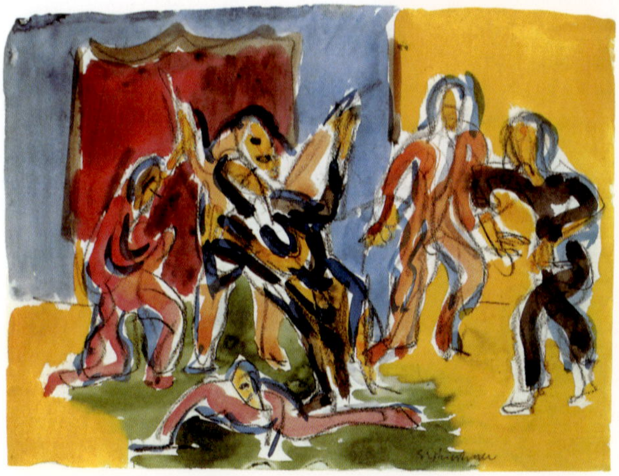

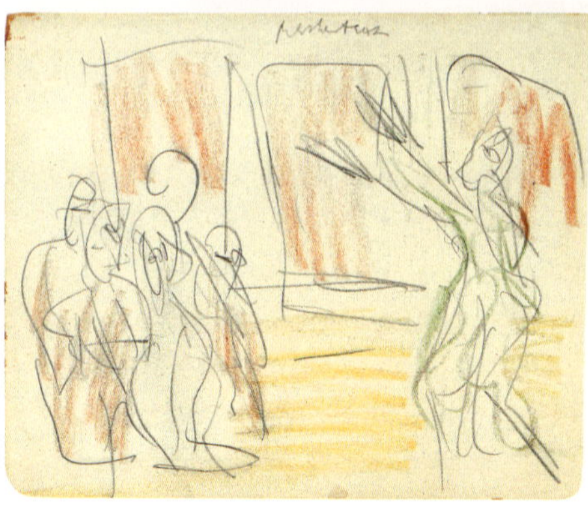

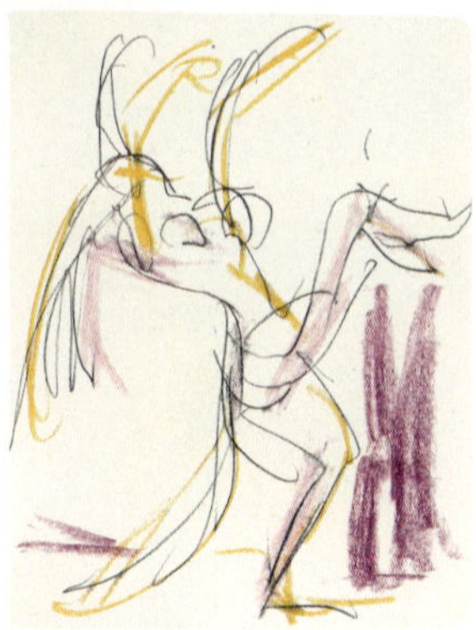

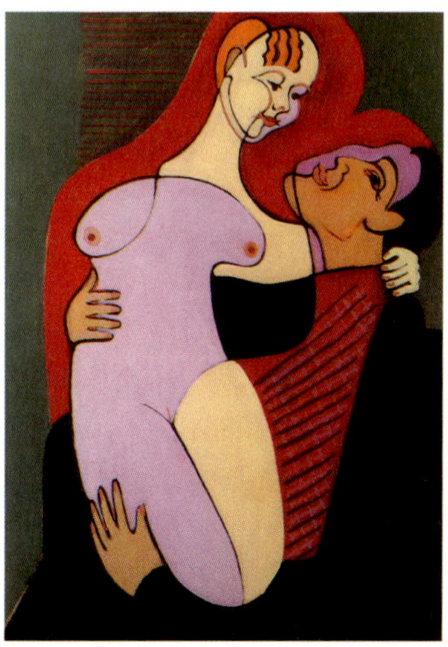

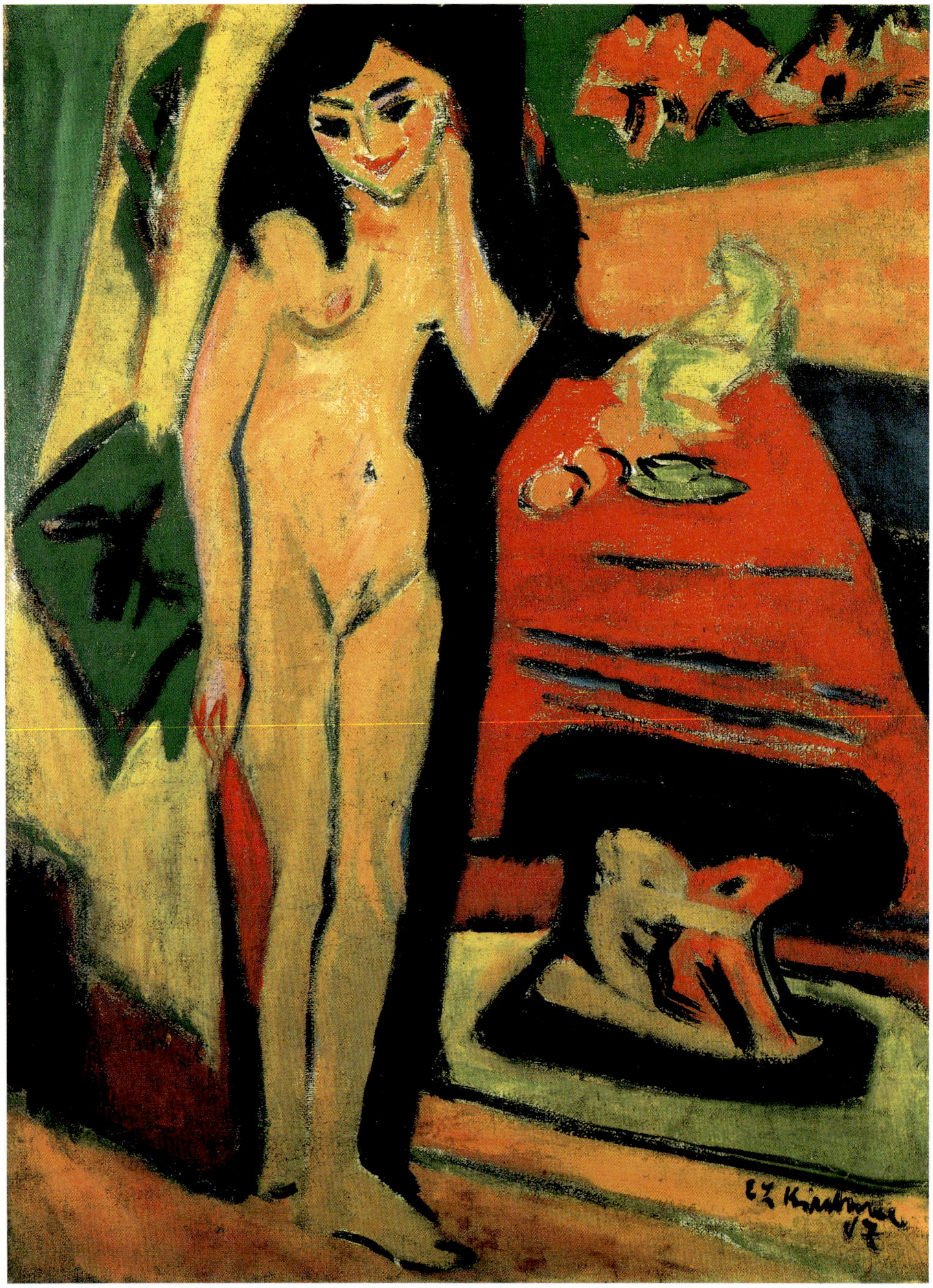

Nacktes Mädchen hinterm Vorhang, Fränzi, 1910–26,
Öl auf Leinwand, 120 x 90 cm;
Stedelijk Museum, Amsterdam

Vorwort

Isabella, Dodo, Line, Paula, Fränzi, Emmy, Marcella, Milly, Nelly,
Gerda, Erna, Nina, Fritzi, Catherina, Elisabeth …
Sie alle spielten in Kirchners Leben eine Rolle,
wurden von ihm gesucht und gefunden,
verehrt und zurückgestoßen,
geliebt, geschmäht und verachtet,
gebraucht, benutzt und verlassen.
Frauen.
Sie trieben ihn in die Varietés, die Kabaretts, Kneipen, Kaschemmen und kleinen Bühnen,
in die Bordelle und Boudoirs mit ihren Diseusen, Jongleusen, Tänzerinnen, Akrobatinnen und Kokotten.
Sie zogen ihn magisch an, wenn er skizzierend durch die hektischen Straßen stürmte, in denen die Damen und Dämchen flanierten.
Sie erregten, sie faszinierten ihn sein ganzes Künstlerleben lang, führten und verführten ihn zu immer neuen Formen und Formulierungen, zu immer neuen Hieroglyphen für das Geheimnis, welches aufleuchtet in der Begegnung mit der vitalen Schönheit.
Ist, wie Jean Dubuffet schrieb, Kunst die leidenschaftlichste Orgie, die dem Menschen gegeben wurde?

Trotz der umfangreichen Kirchner-Literatur konnten die Frauen um Ernst Ludwig Kirchner in ihrer Bedeutung für das Leben und Werk des einsamen Grenzgängers bisher nicht gewürdigt werden. Erst als seine Skizzenbücher – mit 11 000 Blättern und Texten die bedeutendste und vollständigste Werkgruppe – dem Kirchner Museum Davos 1992 als großzügige Schenkung aus privater Hand übergeben wurden, änderte sich die Situation. Seither ist es möglich, sie einzusehen und dem unruhigen Künstler Tag um Tag, Jahr um Jahr durch alle Abgründe und Ekstasen seiner Begegnungen zu folgen.

Die Zitate – in der Direktheit und Ehrlichkeit der Sprache Kirchners – entstammen diesen bisher unveröffentlichten Skizzenbüchern oder seinen, im Anhang aufgeführten Schriften und Briefen.

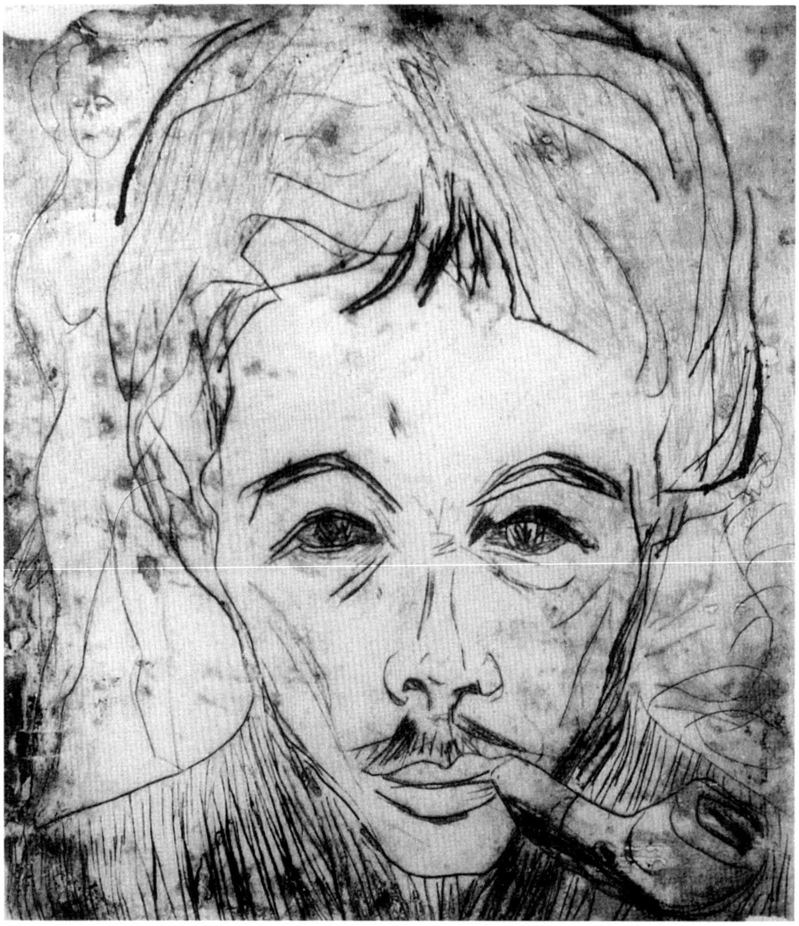

Selbstbildnis mit Pfeife, 1908,
Kaltnadel auf Messing; Kirchner
Museum Davos – Leihgabe
Museum Folkwang, Essen

Emmy Frisch

Ernst Ludwig Kirchner kennt Emmy Frisch aus gemeinsamen Kinder- und Schultagen in Chemnitz. Sie ist seine erste Freundin, sein erstes Aktmodell, bis sie ihn 1908 zurückweist und sich für einen anderen entscheidet, ausgerechnet Kirchners »Brücke«-Freund Karl Schmidt-Rottluff.

Hans Frisch, Nachbarskind, fünf Jahre jünger als Ernst Ludwig Kirchner und Jugendfreund seit der Schulzeit in Chemnitz, arbeitet 1905 am Dresdner Völkerkundemuseum. Er ist ein vielseitig interessierter junger Mann, malt mit den »Brücke«-Künstlern[1], schreibt, dichtet und wird später »p. M.«, passives Mitglied. Seine um ein Jahr ältere Schwester Emmy kennt Kirchner ebenfalls aus gemeinsamen Schultagen. In einem sehr frühen Skizzenbuch[2] finden sich zwei Bleistiftzeichnungen von ihr. Diese »frischesten der Skizzen«, wie Heinz Spielmann bemerkt, zeigen sie lesend beim Schein der Lampe, und vielleicht stand die Siebzehnjährige für den frühesten erhalten gebliebenen Akt – eine junge Frau, selbstbewußt, natürlich und ohne Scheu, herausfordernd ungezwungen. Sie wäre demnach sein erstes Modell gewesen und damit gewissermaßen der Ausgangsort seiner künstlerischen Bemühungen um den Akt. Hermann Gerlinger resümierte 1995 zutreffend: »Das zentrale Thema Kirchners ... wurde die Erotik des weiblichen Aktes.«

Auffällig erscheint, daß Kirchner nach einem Profilkopf von Emmy auf dem folgenden Skizzenbuchblatt ein »Paar« zeichnet. Ein junger Mann, vermutlich Kirchner, hat seinen rechten Arm um die Taille einer jungen Frau gelegt, wohl Emmy Frisch. Einige Jahre später reist dieses »Paar« in Begleitung von Hans Frisch nach Fehmarn. Kirchner hatte für den unternehmungslustigen Aufpasser zwei Ex libris[3] geschnitten. Aber was bedeutet ihm die inzwischen vierundzwanzigjährige Emmy?

An einem Skizzenbuch des Jahres 1908 läßt sich nachvollziehen, wie der Sommeraufenthalt auf der Ostseeinsel verlief. Neben Landschaftsdarstellungen enthält es eine Tusche-Vorarbeit zu dem Gemälde »Frauenbildnis in weißem Kleid (Emmy Frisch)«. Mit Strohhut und hellem Kleid sitzt eine junge Frau am Strand, im Hintergrund das Meer, Sträucher – und ein junger Mann mit Hut, wohl der Bruder Hans. Die drei Urlauber wohnen im Dachgeschoß eines Bauernhauses in Burg. Man kann im Skizzenbuch ihre Ausflüge nachvollziehen: Blatt 1 zeigt Hans Frisch auf einer Wanderung. Kirchner war offenbar fasziniert von der flachen Weite der Landschaft. Er zeichnet Boote, größere Schiffe, geduckte Bauernhäuser. Eine Wolkenbildung über dem Meer wird er später als Lithographie ausführen, ebenso eine Figur am Strand und eine imposante Windmühle.

Nach mehreren Porträts von Emmy folgen drei Akte, die in ihrer Flächigkeit, in der Sicherheit und Weichheit der Linie und der graphischen Kürzel jene zwei Jahre später an den Moritzburger Teichen entstehenden Arbeiten von Fränzi vorwegnehmen. Leichter, gelöster, freier ist der Strich Kirchners nie gewesen. Was die Sommeraufenthalte nördlich von Dresden kennzeichnet, ist hier schon angelegt, schon eingefangen.

Das vorletzte Skizzenbuchblatt nutzt Kirchner für ein Gedicht, kaum entzifferbar, wie hingehaucht:

»Den weißen Leib begehrt von
Dir der Mann
Glut in Glut …
Verließ ich unter deinen weißen Fingern
die ruhten
Es singen die Leidenschaften
Es brausen die Herzen.«

Berichtet er von gemeinsamen Erlebnissen? Träumt er das Geschehene oder das noch Ungeschehene? Eine Zeichnung Kirchners aus dem Jahr 1908 hält fest, wie er Emmy sah: als eine begehrenswert schöne Frau. Bezeichnenderweise entsteht dieses Porträt der Geliebten auf der Rückseite einer Radierung, in der er sich selbst pfeiferauchend darstellt, gelassen, jugendlich – begleitet von einem Akt. Dieser kann nur Emmy darstellen.

Nach dem Aufenthalt auf Fehmarn aber bricht die Verbindung ab. Offenbar ist es zu Verstimmungen gekommen. Die Gemeinsamkeiten – wenn es denn welche gab, die den Grat der Freundschaft überschritten – reichen nicht aus. Als Kirchner sich 1909 in Berlin aufhält, zeichnet er sie und ihren Bruder Hans als Doppelporträt auf einer Postkarte, die er am 23. Oktober an Erich Heckel nach Dangast[4] sendet. Ende November ist er wiederum in Berlin. Auch diesmal schickt er eine bemalte Postkarte an Erich Heckel, dem Emmy einen Gruß übermittelt. Das wiederholt sich in den nächsten Tagen. Kirchner sieht Emmy Frisch also mehrfach. Er besucht am 27. November 1909 die Eröffnung der XIX. Ausstellung »Zeichnende Künste« der Berliner Secession, auf der er zusammen mit Max Pechstein und Karl Schmidt-Rottluff vertreten ist. Kurz berichtet er Erich Heckel von der Absicht, in Dangast ein Haus zu kaufen, und fügt hinzu: »Emmy scheint dagegen zu sein.« Es gibt Spannungen. Kirchner spürt eine gewisse Isoliertheit. Er, der zeitlebens nur eine Rolle für sich zuließ – die des Ersten, der voranschritt – bemerkt, wie Emmy sich Karl Schmidt-Rottluff zuwendet. »Emmy macht für Karl ff ergeben kolossal geschlossene Stellungen.« Als er im Mai 1910 einer Ausstellung wegen in Berlin sein muß, schreibt er an Erich Heckel: »Habe aus Emmy noch 20 M mit äußerster Kraft herausgedrückt.« Solch eine Sprache ist verräterisch. Was meint er mit »noch«? Heißt das: letztmalig? Oder wollte er mehr, erhielt von ihr aber nur »noch« 20 Mark? Zeigt ein solcher

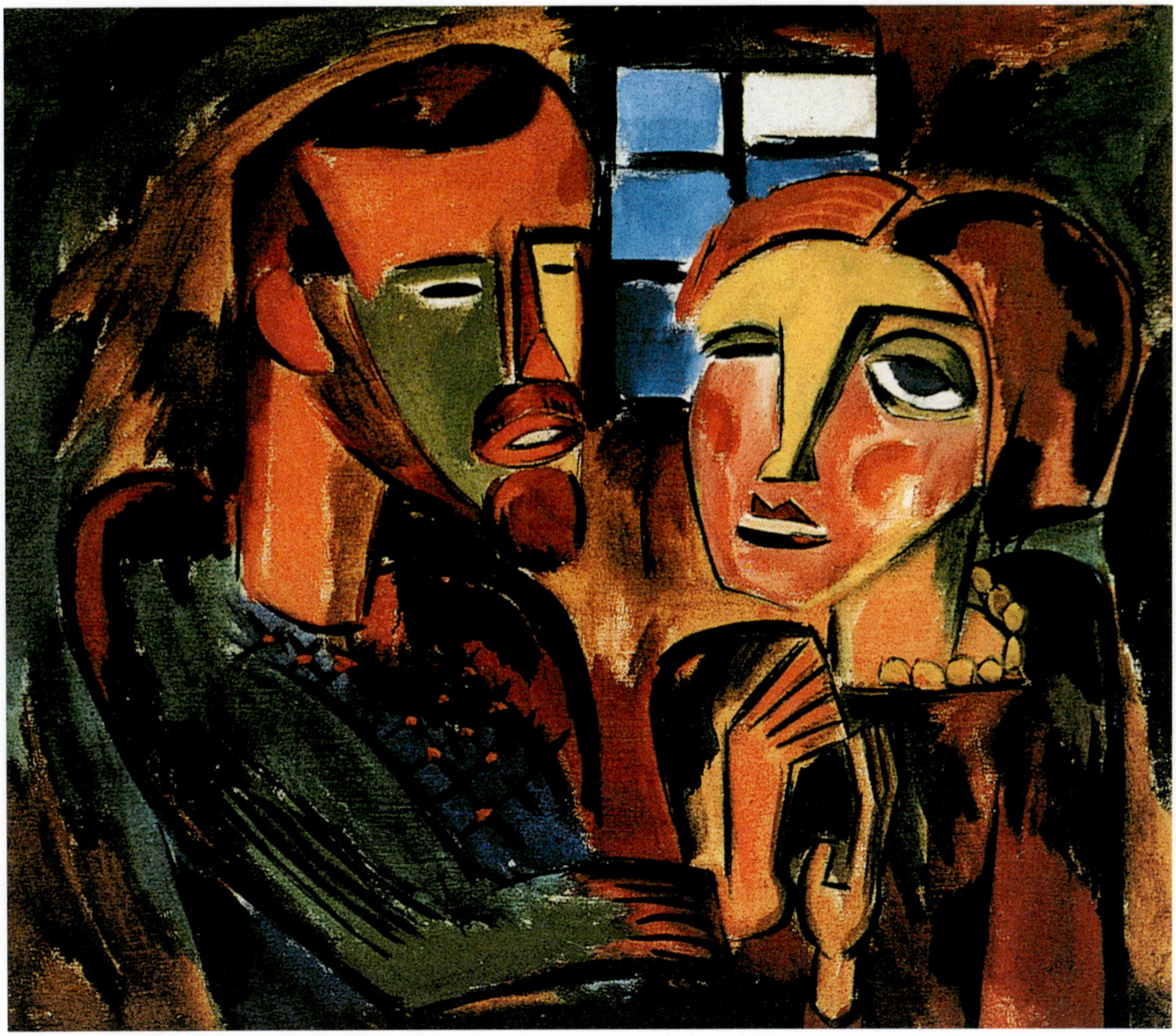

Karl Schmidt-Rottluff,
Du und Ich, 1919,
Öl auf Leinwand, 87 x 101 cm;
Privatbesitz

Satz nicht auch an, daß er schon oft von ihr Geld erhalten hatte, wobei von Rückgabe keine Rede war? Die Verbindung bricht nun völlig ab. Für Emmy ist ein anderer wichtiger geworden. Das kann Kirchner nicht ertragen.

Karl Schmidt-Rottluff, seiner Natur nach eher schweigsam und zurückhaltend, schreibt Emmy Frisch am 7. Mai 1910 und unterzeichnet mit »Ihr S-R.« Er malt sie; das Werk ist bis heute verschollen. Ob das Gemälde »Frauenkopf und Maske« von 1912, das heute in der Gemäldegalerie Neue Meister in Dresden hängt, als »ein verkapptes Selbstbildnis« mit seiner späteren Frau gedeutet werden kann, wie Gerhard Wietek vermutet, muß vorerst offen bleiben. Einiges spricht dafür, denn das »Hochzeitsbild« von 1919 mit dem Titel »Du und ich«, das aus Anlaß der Hochzeit des Malers mit Emmy Frisch entstand, greift das kompositorische Grundgerüst auf.

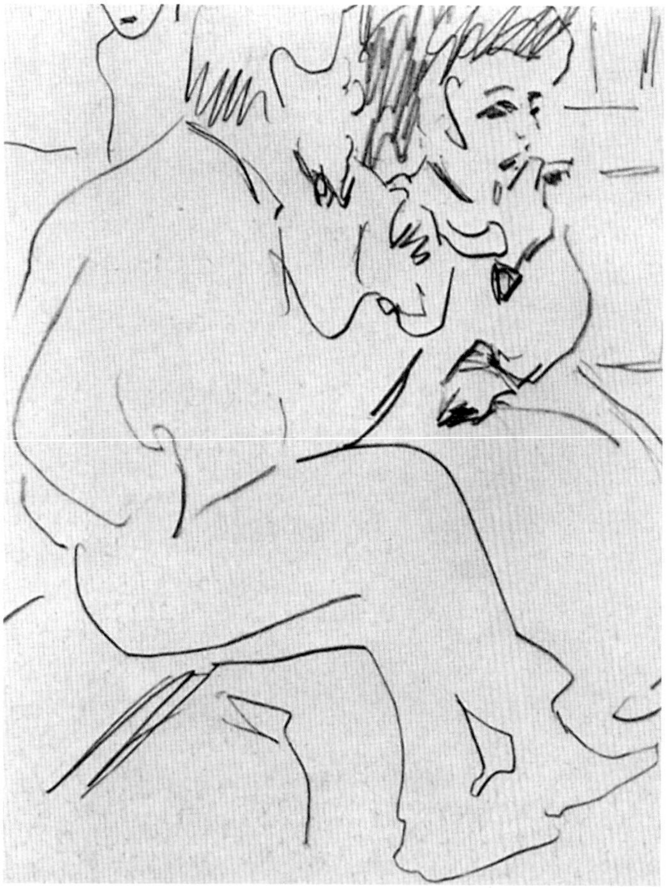

Schmidt-Rottluff und Emmy Frisch, 1908, Bleistift, 44 x 34 cm; Privatbesitz

Wie tief Kirchner von der Zurückweisung, die er durch Emmy Frisch erfuhr – und die ihm in seinem »Brücke«-Freund Karl Schmidt-Rottluff schmerzhaft vor Augen stand –, getroffen war, äußert sich in Abneigung gegen »die Frisch«, welche er ein Leben lang nicht überwindet. Als Erna Schilling 1931 nach Berlin reist, um sich einer Operation zu unterziehen, erhält sie im Krankenhaus Besuch von Emmy Frisch, Karl Schmidt-Rottluff und Rosa Schapire. Sie berichtet davon nach Frauenkirch. Kirchner antwortet ihr am 22. Dezember: »Liebe Erna, vielen Dank für Deinen ausführlichen Brief ... Nur bitte, weise die Besuche von Frisch, S-R, Schapire etc. ab. Es geht nicht, dass Du sie annimmst, denn was Du tust, gilt so, als ob ich es täte und Du weißt, dass ich mit all diesem Geschmeiss nichts zu tun haben will. Ich bin sprachlos, dass Schmidt-R. die Schamlosigkeit haben, hierher kommen zu wollen. Pfui Teufel, sind das Viecher.« Bis ins Detail gibt er dann Anweisungen, wie Erna sich verhalten solle. »Es ist ja gewiss gut, wenn Du nicht mehr vertrauensselig bist, aber hüte Dich vor diesen Brückeleuten nebst Anhang. Bei der Frisch bist Du doch schon wieder hereingefallen. Du musst diese Besuche ablehnen. Lasse Dir, bevor sie heraufkommen, die Namen nennen, und dann sage einfach, Du bist nicht in der Lage, ihren Besuch zu empfangen.«

Wenige Zeilen später erhöht Kirchner den Druck auf Erna: »Es wäre schön, wenn das einmal einträfe, dass aus uns eine Einheit würde. Die Vorbedingungen wären ja gegeben, aber das gemeinsame Handeln und die gleiche Front gegen die Feinde des einen, das ist halt schwer für Dich, mein Kleines, Du durchschaust das Gesindel zu wenig.«

In einem weiteren Brief vor dem Jahresende 1931 steigert er sich noch einmal, verliert jeden Anstand, jede mäßigende Kontrolle. »Nur sei klug und misstrauisch gegen alles, was von Brücke kommt, auch gegen die Frisch. Dieser Fischmensch ist ja an sich ekelhaft. Womöglich kommt auch noch die Sidi [Sidi Riha, Tänzerin und Freundin Heckels] angeschissen, da mach aber die Türe zu.« Wenn sein Zorn rast, rast er unaufhaltsam. Vergessen, verzeihen kann er nicht. Es zeigt sich, daß ihn die Ereignisse um Karl Schmidt-Rottluff und Emmy Frisch sehr verletzt haben – vor allem wohl in seiner Eitelkeit. Auch im Abstand von mehr als zwanzig Jahren kann er sich nicht zügeln und wird, was sonst selten vorkommt, grob, ja geradezu ordinär. Im Hintergrund steht dabei wohl auch die von Kirchner niemals verwundene Auflösung der »Brücke« im Jahr 1913. Sie war unvermeidlich geworden, als Kirchner in der von ihm verfaßten »Brücke-Chronik« seine Person und seine Leistung über die der anderen stellte. Die Auflösung war auch deshalb unvermeidlich geworden, weil »Weibergeschichten« den menschlichen und künstlerischen Zusammenhalt überlagerten, aushöhlten und schließlich zerstörten. »Weibergeschichten« – wie die um Emmy Frisch.

Line

Ernst Ludwig Kirchner ist Anfang zwanzig, ein mittelloser Student. Line ist seine erste große Liebe. Sie wird seine »erste Frau«.

»Von Line, die wahrscheinlich Schauspielerin war, ist kaum etwas überliefert«, konstatiert Roland Scotti 1997 im Katalog der Davoser Ausstellung »Selbstbildnisse«. Tatsächlich gibt es von ihr nur eine Lithographie und eine aufschlußreiche Zeichnung, festgehalten mit der kraftvollen Spur des Zimmermannsbleistifts. Schriftliche Dokumente sind ebenfalls rar. In einem späten Text »Die Arbeit E. L. Kirchners« schreibt der Künstler: »So kam eines Tages ein junger Mann laut aus dem Zarathustra deklamierend ohne Kragen und Hut meine Treppe herauf und stellte sich als Erich Heckel vor. Mein damaliges Mädchen und spätere erste Frau, die gerade bei mir war und gemalt wurde, wollte sich über den komischen jungen Mann halb tot lachen.« Diese fröhliche Episode aus der Zeit um 1904 wird ergänzt von einer kurzen und folgenreichen Eintragung: »Erste Frau eine Varietetänzerin, Line. Wunderbares Zusammenleben und Schaffen bis jähes Ende kam durch Gefängnis wegen angeb. Diebstahls von Line an einem früheren Verehrer.«

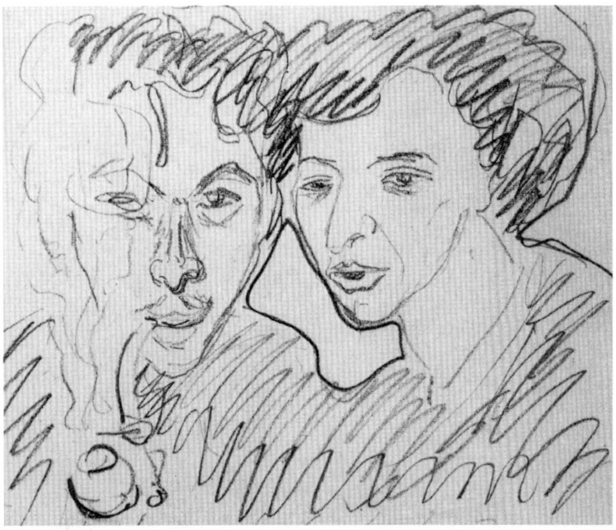

Selbstbildnis mit Freundin Line, 1907, Zimmermannsblei, 34,5 x 42,5 cm; Privatbesitz

Kirchner bezeichnet sie als seine »erste Frau«. Nur Dodo und Erna wird er noch einmal so nennen, um anzudeuten, was sie ihm gaben – in menschlicher und in künstlerischer Hinsicht.

Das »wunderbare Zusammenleben und Schaffen« mit Line endet tragisch. Zunächst: Weil »ich durch von Bekannten überbrachte Weibergeschichten und die Ablehnung meiner Frau zu Haus hinausflog, stand ich mit einemal vor dem Nichts«. Man kann sich lebhaft vorstellen, wie Kirchners Eltern reagierten, als ihnen ihr Sohn eine zweifelhafte Varietétänzerin als große Liebe seines Lebens präsentiert. Daß er »hinausfliegt«, mag fast als milde Folge erscheinen. Aber es kommt noch schlimmer. Line wird wegen eines Diebstahls verhaftet. Sechs Monate Gefängnis drohen. Ein ehemaliger Liebhaber wollte sich offenbar an ihr rächen – eine eher kleinbürgerliche Farce.

»Am Bahnhof nicht ... ich jagte von Angst gepeinigt zur Wohnung. Wo ist sie ... Sie ist im Gefängnis, hat gestohlen ... Man will mich nicht vorlassen.« Kirchner, glühender Verehrer und mittelloser Student aus gutem Hause, will sie retten, ihr beweisen, wie sehr er sie liebt.

Ein Rechtsanwalt, den er aufsucht, verlangt erst einmal ein Honorar, und als Kirchner es nicht hinterlegen kann, weiß der geschmeidige Advokat

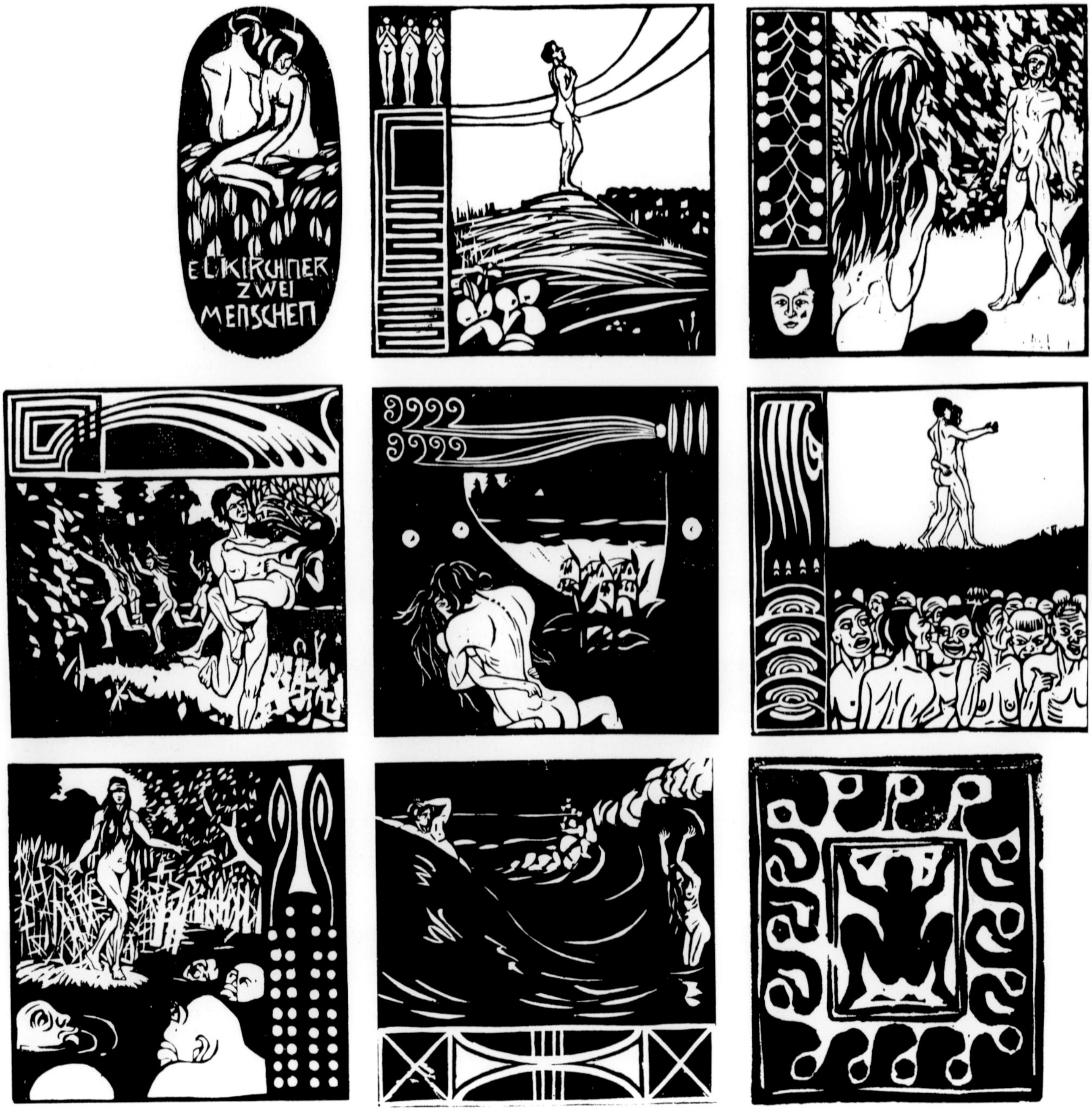

Zwei Menschen, 1905, Holzschnittfolge; Kirchner Museum Davos

sehr wohl, wie ein solcher Fall zu handhaben ist. Eine schöne Frau fände immer eine Möglichkeit, ihn zu entlohnen, schlägt er vor. Der junge Hitzkopf erhält eine schnöde Lektion über die Ungerechtigkeit der Welt, die Macht des Geldes und die menschliche Heuchelei. »Es schwamm der Boden unter meinen Füßen«, schreibt er.

In der Holzschnittfolge »Zwei Menschen« von 1905 gibt Kirchner seiner Zerrissenheit, seiner Gier und seiner Enttäuschung Form und Ausdruck.[5] Nach dem Titelblatt öffnet der Künstler die Geschichte seiner ersten großen Liebe: Bis in die Unendlichkeit spinnen sich die Fäden der Sehnsucht. Kirchner schaut von erhöhtem Ort. Wonach ihn verlangt, ist in drei Frauengestalten angedeutet. Er findet das »Weib«. Ein Vergleich zwischen der Zeichnung »Selbstbildnis mit Freundin Line« und dem Holzschnitt zeigt, daß das Frauenporträt unten links Line darstellt: derselbe Haaransatz, die hohen Backenknochen, die Linie der Brauen, der Augenschnitt, der Mund, die Nase. Zudem gibt es zwischen der Jünglingsfigur des Holzschnitts und einem »Selbstbildnis mit Modell. Das Paar« von 1906 (Privatbesitz) unübersehbare Parallelen, die deutlich zeigen, daß sich Kirchner im Holzschnitt selbst dargestellt hat. Das im Jugendstil gehaltene graphische Ornament deutet die Verwebung der Wünsche beider an. Kirchner gestaltet sein lebenslanges Leitmotiv: »Das nackte, sich in der Liebe begegnende, unirritierbare Paar«, wie Heinz Spielmann es ausdrückt.

Im folgenden Holzschnitt raubt er das Weib. Andere Frauen läßt er hinter sich. Nur eine zählt, Line. Das Jugendstil-Ornament schweift nicht mehr in alle Fernen. Es wird zur Welle, zur Brücke, die die Liebenden überwölbt und schützt. In der Natur vereinigen, umschlingen, durchdringen sie sich – »wunderbares Zusammenleben«. Das Ornament nimmt die Harmonie auf. Vielleicht sind es Notenschlüssel. Im weiteren bekennen sich Line und Kirchner zu ihrer Liebe, provozieren damit geiferndes Geschwätz und abschätziges Fingerweisen. Trotzdem schreiten sie umschlungen »über die Gartenbank«, den Ort ihrer Liebe. In den kommenden Holzschnitten verdichtet Kirchner die Rechtsanwaltsepisode. Line wird in den Morast zurückkehren, in dem widerliche Gestalten mit lüsternen Lippen und Blicken schon auf sie warten. Sie wird bezahlen: ihr Körper als Honorar. Sie wird sich öffnen und den Akt höchster Hingabe erdulden müssen – ohne Liebe. Jene Welle, die sie eben noch schützte, wird die verzweifelt Winkende fortspülen und verschlingen. Vertrieben durch die Ereignisse, allein, werden die Liebenden erfaßt von jener Macht, die alles zur käuflichen Ware erniedrigt. Was Line zulassen muß – den Geschlechtsakt als Bezahlung – führt sie ins Feuer.

Kirchner spricht in den Ornamenten eine verschlüsselte, zugleich außerordentlich direkte Sprache. Für den neunteiligen Zyklus »Zwei Menschen« gilt, was ebenso auf die Holzschnittfolge »Triumph der Liebe« von 1918 zutrifft: »... von der Seele geschnitten und ein Stück meines früheren Lebens darin abgeworfen«.

Die harte Realität diktiert hier das künstlerische Ereignis mehr als Philosophie, Psychologie oder Anthropologie. Die bittere Erfahrung: »So geht es zu im Leben!« ließ ihn zum Messer greifen – zum Schnitzmesser.

Isabella

Isabella ist das erste Modell der »Brücke«-Maler. Sie inspiriert, fünfzehn Jahre alt, »schönstgebaut« und »quicklebendig«, die jungen Künstler zu den berühmten »Viertelstundenakten«.

Schon bald, nachdem sich die vier Architekturstudenten Bleyl, Heckel, Kirchner und Schmidt-Rottluff in Dresden zur Künstlergruppe »Brücke« am 7. Juni 1905 zusammengeschlossen hatten, treffen sie sich zu gemeinsamen Studien.

Fritz Bleyl schreibt später in seinen Erinnerungen: »Wöchentlich einmal kamen wir regelmäßig, zuerst bei Kirchner, zusammen. Der Wunsch, nach dem lebenden Modell zu zeichnen, wurde verwirklicht und sogleich durchgeführt, nicht in herkömmlicher Weise, sondern als Viertelstundenakt. Bald hatten wir als Modell ein bezauberndes junges Mädchen, fast noch ein Kind, die etwa fünfzehnjährige Isabella, gefunden, ein quicklebendiges, schönstgebautes, durch keine Korsettmodetorheit verunstaltetes, fröhlich und gewandt auf unsere künstlerischen Ansprüche eingehendes Persönchen, gerade im Zustand des Aufblühens der Mädchenknospe. Mit wahrer Begeisterung wurde eine Stunde lang, wohl auch länger, gearbeitet, und manche gelungene Akt- und Bewegungszeichnung hingelegt, ja hingehauen, von denen ich eine ganze Anzahl aufbewahrt habe. Um eine recht reiche Ernte an Aktzeichnungen herauszuholen und einzuheimsen, wurde sogar oft der Platz schon bei der Halbzeit gewechselt, so waren wir von geradezu herrlicher Arbeitswut besessen. An diesen Veranstaltungen beteiligten sich nach und nach auch einige junge Architekten unserer Bekanntschaft, so daß oft eine ganz stattliche Anzahl junger Aktzeichenbeflissener eifrigst und verbissen arbeitend um Isabella versammelt saß. Das war uns engeren Gemeinschaftsmitgliedern auch deshalb nicht unwillkommen, als ja dadurch die Modellkostenumlage um so geringer ausfiel.«

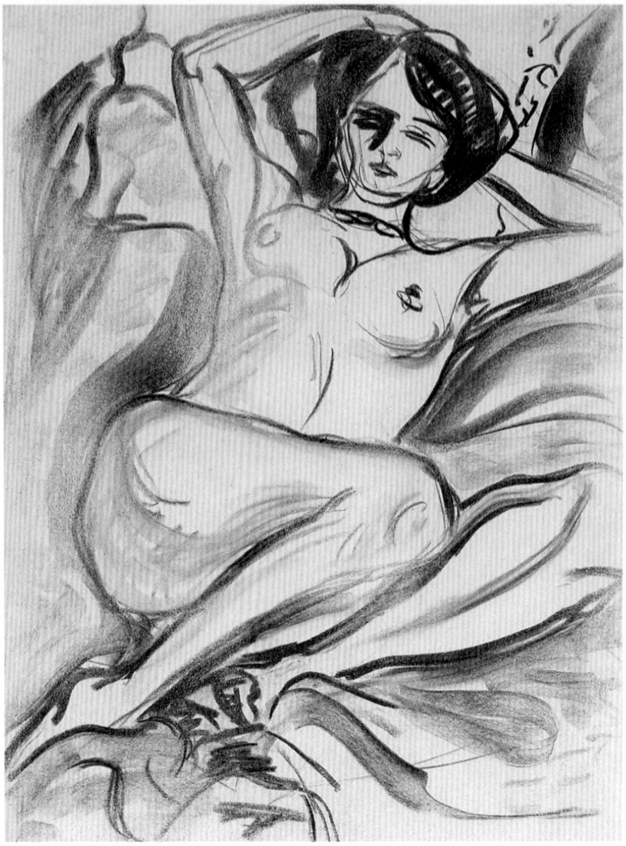

Liegender Akt (Isabella), 1906,
Kohle, 90 x 69 cm;
Staatliche Museen Kassel

Diese Auffassung von »Studium« war neu und ungewöhnlich: »Im Gegensatz zum üblichen Aktzeichnen an den Akademien und auch in den Malklassen der Technischen Hochschule in Dresden, die Kirchner besuchte, war kein langes Modellieren der Form mehr angestrebt, sondern ein Einfangen von Eigenart, Seelenzustand, Körpersprache, Raumatmosphäre mit wenigen Strichen. Es mußte bis zur Erschöpfung während vieler Jahre geübt werden, ehe eine vollkommene Beherrschung der Stilmittel erreicht war« (Henze 1994).

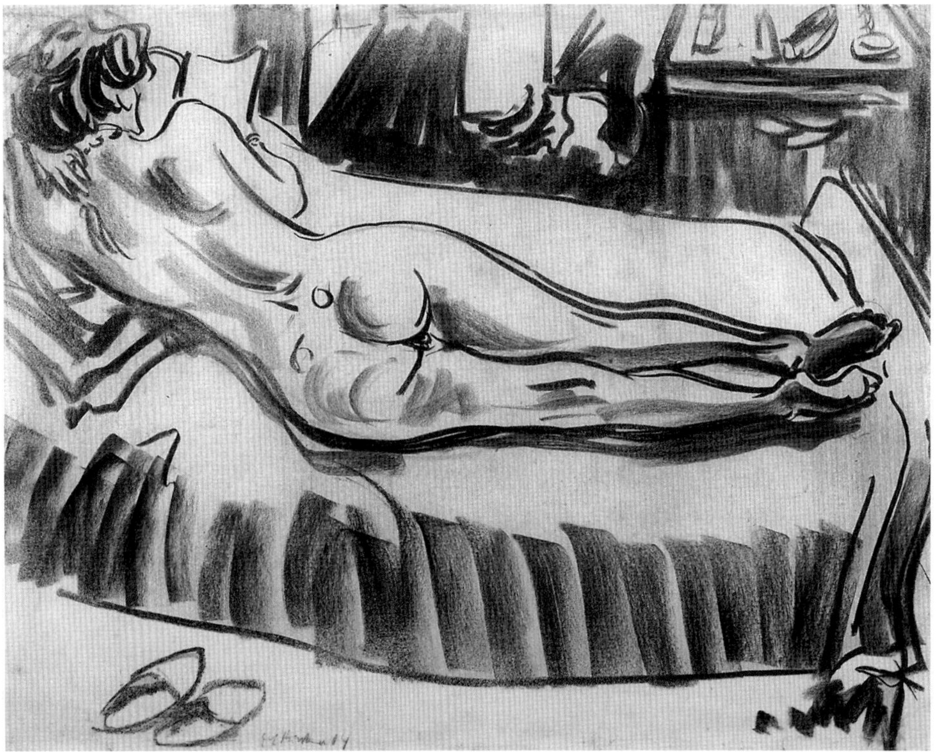

Liegender Akt beim Lesen (Isabella), 1906,
Kohle, 68,5 x 89 cm; Privatbesitz

In einigen Kohle-Zeichnungen Kirchners von 1906 zeigt Isabella großzügig und souverän ihre Schönheit. Kaum glaublich, daß ein fünfzehnjähriges Mädchen schon alle Merkmale und Reize einer selbstbewußten, jungen Frau besitzt. Kirchner widmet ihr kompositorisch das ganze Blatt. Isabellas linker Ellenbogen, der rechte Unterarm, die Füße und das linke Knie berühren den Bildrand. Er umgibt das Modell gleichsam mit einer Aura, indem er die Kohle breitseitig führt. Der Kopf mit dem üppigen Haar ist aus dem Zentrum gerückt. Eine weitere Kohle-Zeichnung von gleicher Größe zeigt die schöne Isabella »von ihrer anderen Seite.«

Sie ist nur eines von vielen Modellen, das die »Brücke«-Maler anregte. Max Pechstein schafft 1906 einen Holzschnitt von ihr: »Das Modell«. Mit ausgebreiteten Armen steht sie auf einem kleinen Podest. Fritz Bleyl, in dessen »Bude« sich die Freunde treffen, nachdem Kirchners Wirtsleuten das laute und »unsittliche« Tun der jungen Künstler über den Kopf gewachsen war, zeichnet sie in mehreren »Viertelstundenakten.« Insgesamt bleiben über achtzig Blätter mit verschiedenen Modellen dieser frühen »Brücke«-Zeit erhalten. Auf einigen von ihnen erkennt man bis heute jenes »quicklebendige«, »schönstgebaute« Persönchen, das den Namen Isabella trug.

Dodo

Ernst Ludwig Kirchner verläßt 1911 Doris Große, die er zärtlich »Dodo« nennt, um der Kunst willen. Er sieht sie nie wieder. Aber sein Leben lang kann er sie nicht vergessen.

1919, in der großartigen Abgeschiedenheit des Hochtals von Davos, überfiel den Maler die Erinnerung an eine ungewöhnliche Frau. Er hatte sie in Dresden kennengelernt, vielleicht schon um 1903. Als er 1911 nach Berlin ging, ließ er sie in Dresden zurück. Niemals sah er sie wieder. Vergessen aber konnte er sie nicht. Nun braucht er ihre Nähe, ihre Wärme, ihren weichen, weiblichen Körper: »Heute war die Sehnsucht nach dem Teppich so groß, ... nun liege ich darin. Wie schön er ist. Welche ferne Kaukasierin wird ihr Leben hineingewirkt haben, wie Du Dodo mit Deinen fleissigen Händen. Still und fein und so weiss schön. Deine freie Liebeslust, mit Dir erlebte ich sie ganz, fast zur Gefahr meiner Bestimmung. Doch Du gabst mir die Kraft zur Sprache über Deine Schönheit im reinsten Bilde eines Weibes, gegen die die Cranachsche Venus eine alte Voze ist. Ich weiss, dass Du manchmal an mich denkst, Glück und Qual haben wir beide gehabt ... führe mich Kaukasierin mit Deiner Liebe und Geduld und Deinen feinen Farben immer.«

Es war am 29. Juli 1919, als ein weiteres Bild in ihm aufstieg: »Die erste Bedingung im Liebesleben ist doch, dass eine Frau sauber ist, sonst ist es eine Schweinerei. Ich danke Dir Dodo, dass Du mich daran gewöhnt hast, Du feine blitzsaubere Katze. Deinen Körper konnte ich küssen, vom Kopf bis zu den herrlichen Füssen. Süss und duftend war er.« In dieser Frau, die er zärtlich »Dodo« nannte, fand Kirchner – wie er es nennt – das Weib. »Mehr Weib. Erinnerung an Dodo.«

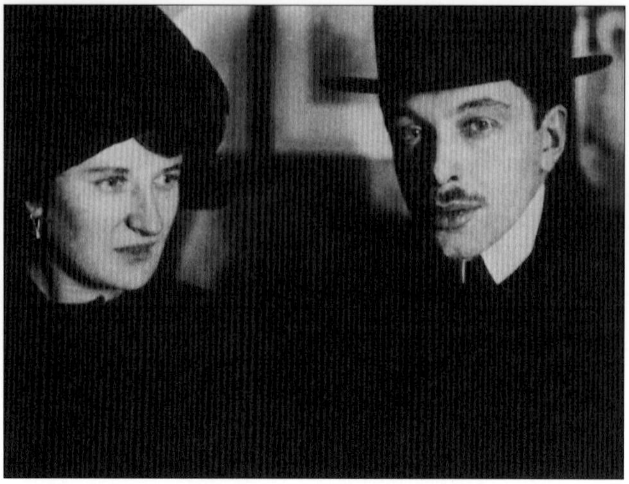

Doris Große und Ernst Ludwig Kirchner, Photographie, 1910

Aber wer ist diese Unvergessene, diese für ihn ganz und gar Unvergeßliche?

Was bedeutet sie dem unruhigen, zu ganz unerhörten Zielen ausschreitenden Künstler in jenen Jahren, in denen sie ihn als Geliebte, Modell und Muse zu berühmten Gemälden und zu einer Unzahl von Zeichnungen, Skizzen und Aquarellen inspiriert? Lange kannte man ihren vollständigen Namen nicht. Dann wiesen Postkarten[6], die Kirchner an Erich Heckel sandte, eine Spur. Dort unterschreibt am 13. März 1910 eine »Doris« mit herzlichen Grüßen. An demselben Tag nennt sie auf einer weiteren Postkarte ihren vollen Namen: Doris Große. Sie bedankt sich bei Erich Heckel für »die feudalen Karten« und wiederholt zunächst am 21. März, dann am 18. Juni 1910: »Freundlichen Gruß und vielen Dank für erhaltene Karten Doris Große.«

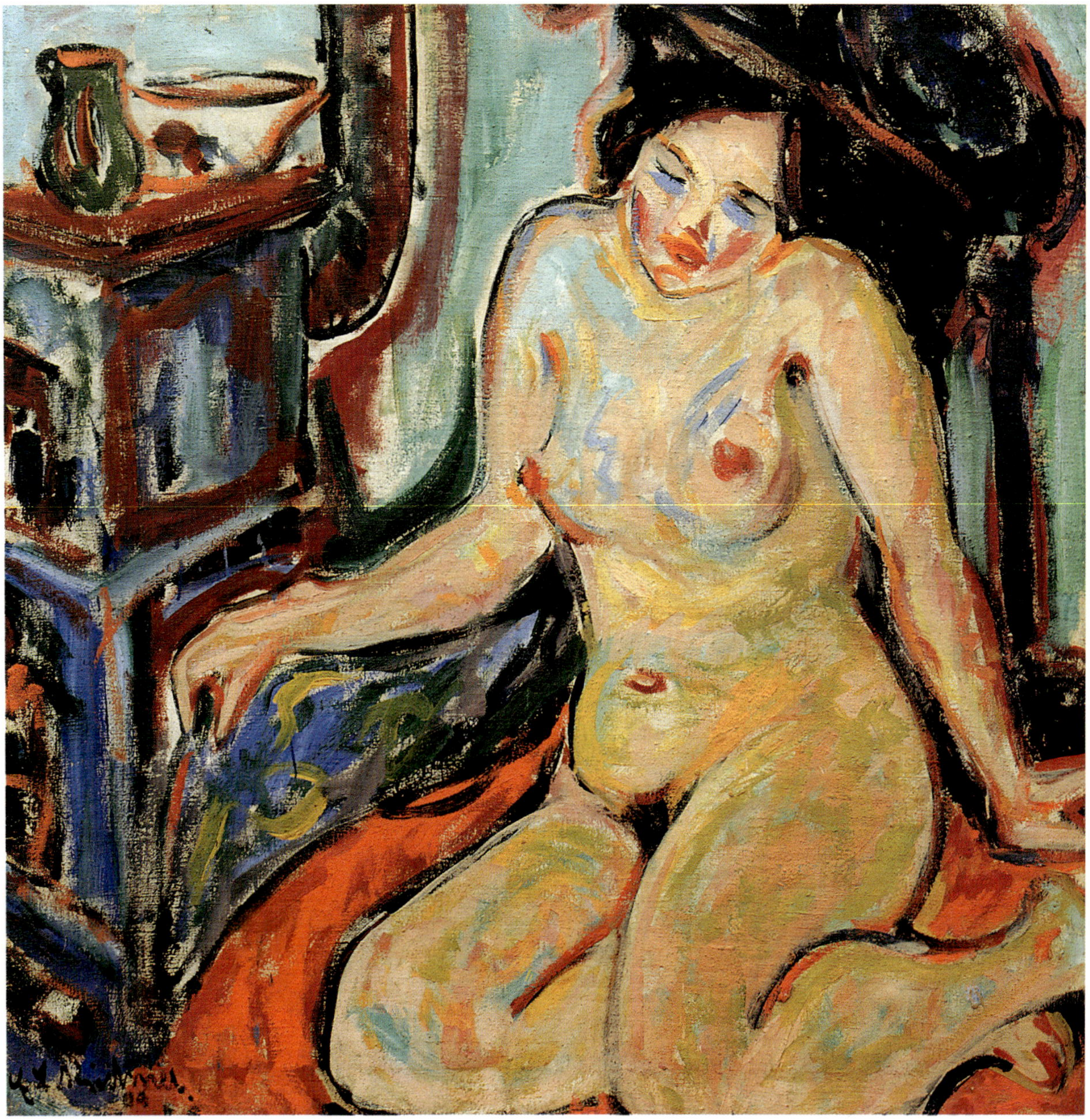

Sitzender Akt auf orangenem Tuch, 1909,
Öl auf Leinwand,
96 x 95,8 cm;
Privatbesitz Essen

Die »blitzsaubere Katze« mit den leicht schräggestellten Augen war das neunte Kind von Juliane Ernestine Krahl und dem Bahnwärtersohn, Kammerdiener und Bahnhofsrestaurantpächter von Dürröhrsdorf, Friedrich August Große. Geboren am 5. Juni 1884, wurde sie auf den Namen Doris Armgart getauft. Als sie neun Jahre alt war, zogen die Eltern nach Bautzen und kauften das Lokal »Carolagarten«. 1894 starb Friedrich August Große und ließ seine Frau mit sieben Kindern zurück. Als die Mutter nach schweren Jahren 1902 ebenfalls verstarb, war die achtzehnjährige Doris Vollwaise. Sie lebte nun mit ihren Schwestern Armgart und Paula in Dresden und arbeitete als Verkäuferin.

Wann genau und unter welchen Umständen ihr Ernst Ludwig Kirchner begegnete, ist nicht bekannt. Vielleicht traf er sie 1909, nachdem er sich, so vermutet Eberhard W. Kornfeld, von Emmy Frisch getrennt hatte. Fritz Bleyl hingegen berichtet, Kirchner sei mit ihr schon vor dem Oktober 1903 liiert gewesen. Bei seiner Abreise zum Studium nach München habe sie an einer kleinen Abschiedsfeier teilgenommen. Ihrem Wesen nach sanft, zart und anschmiegsam, habe sie zugleich nicht ohne eine gewisse natürliche Raffinesse das stürmische, auffahrende Temperament des Künstlers zu fesseln vermocht. Immerhin gibt Kirchner nach seiner Rückkehr aus München seine bisherige Wohnung in der Ostbahnstraße 15 auf und zieht in die Berliner Straße 65, um ihr, die in der Pirnaischen Vorstadt lebt, näher zu sein. Er besucht sie dort, zeichnet sie mit ihrer Schwester Armgart. Kommt sie zu ihm ins Atelier, bricht die Leidenschaft einer Beziehung über beide herein, die ihren Niederschlag findet in ekstatisch hingeworfenen Zeichnungen. Für Kirchner ereignet sich in solchen bildnerischen Verdichtungen ein mit dem Leben in seiner ganzen Fülle und Schönheit verbundener, sinnlich erfahrbarer Schöpfungsvorgang. Die wahrgenommene, ergriffene Zusammengehörigkeit gibt ihren Inhalt und ihre Glut ab an das entstehende Werk. Die Sinnlichkeit, mit der sich Dodo und Kirchner lieben, schlägt um in eine Sinnlichkeit, aus der heraus der Künstler Formen und Farben findet, die das Geschehen nicht

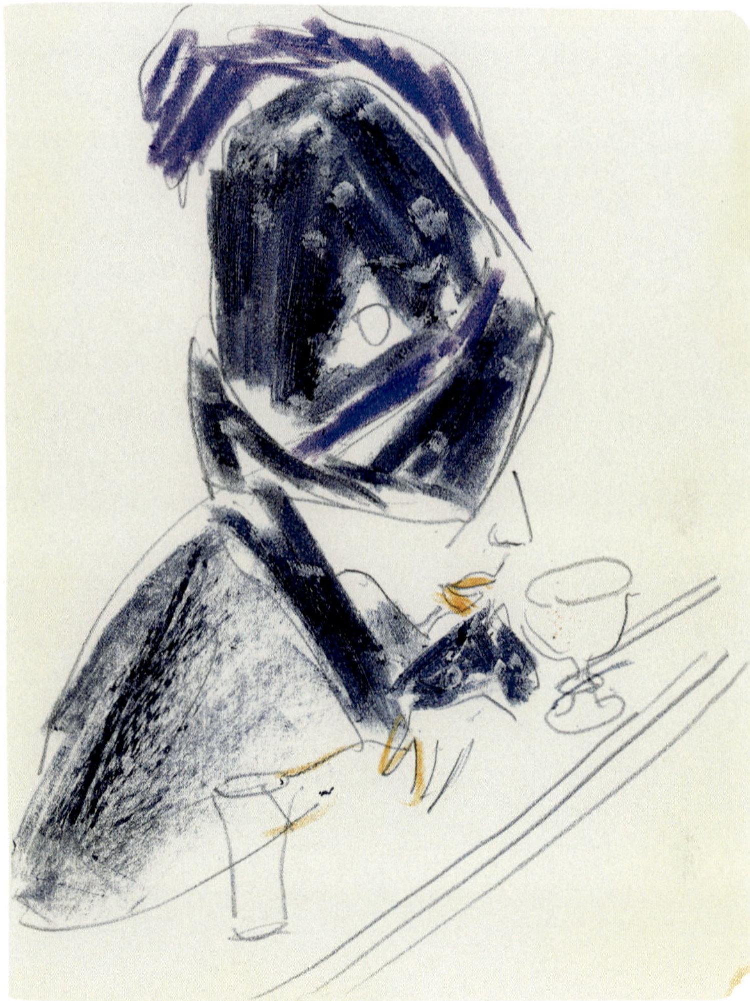

Dodo im Café, 1910, Skizzenbuchblatt; Kirchner Museum Davos (SKB 50/5)

schildern, sondern nachvollziehen. »Ich habe auch in Momenten größten Rausches unbewußt gezeichnet und gemalt, ohne daß ich es merkte.«

Gemälde, Zeichnungen sind hier kein nach akademischen Regeln umgesetztes Können – Kirchner hat solches Verfertigen in einem Brief an Erich Heckel 1910 als »Sumsilarum« bezeichnet –, sondern ein elementares Ereignis, unmittelbar, unverfälscht, ungefiltert. Was das Leben formt, formt auch den schöpferischen Vorgang auf Leinwand und Papier. Was in Höhen des körperlich spürbaren Genusses und eines umfassenden Glücks führt, prägt ebenso die künstlerische Arbeit. Was ein Blick, eine laszive Bewegung, ein geschickt wie absichtslos verrutschter Rock, das Tändeln mit dem Grashalm zwischen üppigen, geöffneten Lippen signalisiert, konkretisiert sich in Linie und Fläche. Unmittelbar spiegelt die intime Situation sich wieder im Gestus, im Schwung der Skizzen und Zeichnungen voller Begierde und Maßlosigkeit. Die Hand, die eben noch die Rundung der Brüste, der Schenkel und Schamlippen wahrnimmt, zeichnet dieselben Rundungen nun auf das Papier – in ekstatischem Erleben, losgelöst, außer sich. »Es ist ein schwieriger Kampf, ohne Ekstase zu schaffen ... bis man Visionen hat, muß man erschöpft sein, wie ein Fetischpriester vom rasenden Tanz.«

Erschöpfung ist das Kennzeichen jener Stunde, in welcher der Künstler gleichsam aus sich selbst heraustritt. Er spürt, fühlt, ahnt neue, unbetretene Welten. Nicht die vorhandene Wirklichkeit füllt ihn aus. Er sieht anders, und letztlich sieht er auch etwas anderes. Jene Erschöpfung, die Kirchner im Liebesspiel, im körperlichen Einswerden erlebt, hängt zusammen mit Schöpfung, mit der Erschaffung von Bildern und Zeichnungen. Als er das Gemälde »Dodo mit großem Federhut« schafft, verdichtet sich die Unmittelbarkeit seiner Begegnung mit dieser Frau. Doris Große erscheint ihm als weibliches Schönheitsideal, innerlich und äußerlich einzigartig, einzigartig deshalb auch in seinem Werk, Anlaß und Grund zugleich.

Was aus ihr wurde, bald nachdem Kirchner Dresden im November 1911 verließ, ist nicht bekannt. Vielleicht war sie zu klug, um nicht zu ahnen, daß sie ihn nur eine Wegstrecke seines Lebens begleiten konnte. Vielleicht spürte sie, daß er diese für seine künstlerische Entwicklung letztlich zu kleine Stadt verlassen mußte, ohne Rücksicht auf sie nehmen zu können. Sollte sie ihn halten? Und wenn sie mitgegangen wäre nach Berlin, welche Rolle hätte sie gespielt? Würde sie ihm nicht eher hinderlich sein in der Entfaltung künstlerischer Möglichkeiten, die ihn weitertrieben, hinein in die Metropole der ausklingenden Kaiserzeit. Roman Norbert Ketterer erfuhr 1958 von Erich Heckel, »es sei ein großes Unrecht von Kirchner gewesen, Dodo ... sitzen zu lassen«. Eberhard W. Kornfeld dagegen schrieb, sie sei »zu Kirchners großem Bedauern nicht mit nach Berlin gekommen«.

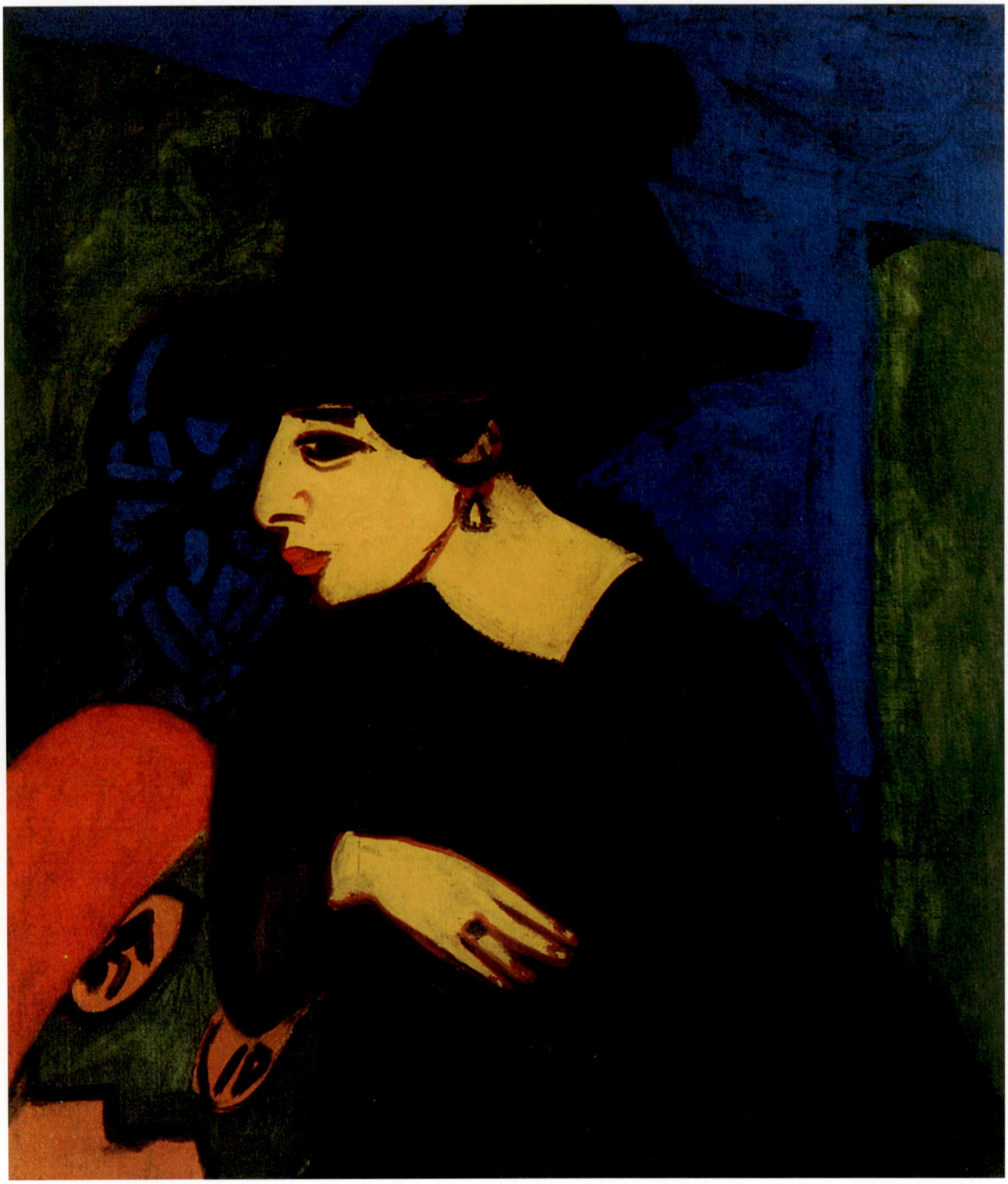

Dodo mit großem Federhut,
1911,
Öl auf Leinwand, 80 x 69 cm;
Milwaukee Art Museum,
Gift of Mrs. Harry Bradley

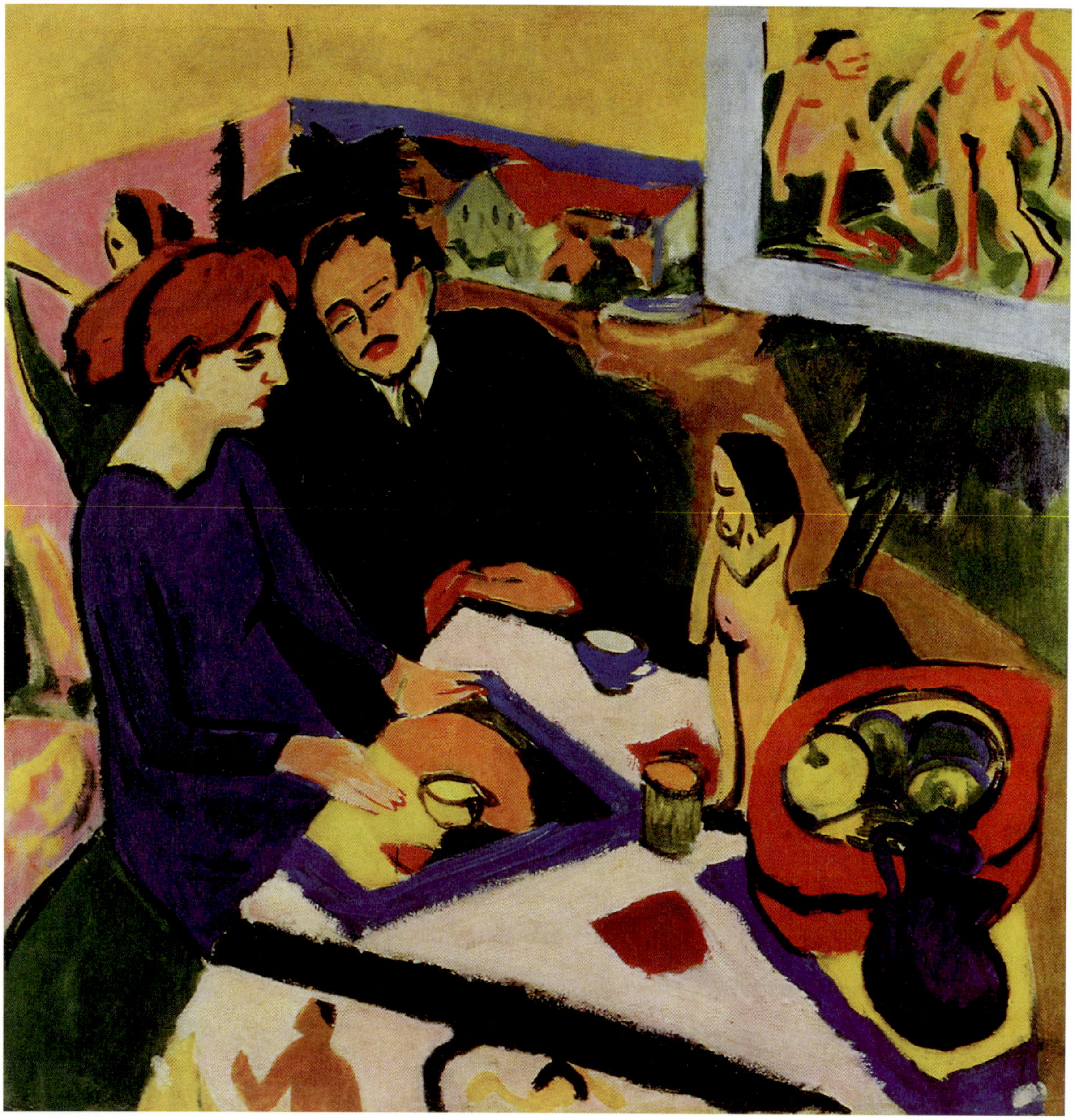

Doris und Heckel am Tisch,
1910,
Öl auf Leinwand, 120 x 120 cm;
Privatbesitz

Danach verlieren sich ihre Spuren. Ende des Jahres 1911 zog sie aus dem Haus Blochmannstraße 3 aus. »Erst ein Vierteljahrhundert später«, so schrieb Bernd Hünlich 1988, »finden sich wieder Lebenszeichen von Doris und Armgart Große: Ende 1935 sind sie als Inhaberinnen einer gemeinsamen Wohnung am Stephanplatz registriert worden. Beide trugen noch ihren Mädchennamen, sind also ledig geblieben. Doris' Beruf wurde mit ›Garniererin‹ angegeben. Ende 1936 zogen beide Schwestern in die nahegelegene Borsbergstraße um, im folgenden Jahr gingen sie gemeinsam in Rente. Die in den zwanziger Jahren einsetzende öffentliche Anerkennung Heckels und Kirchners, die in der Ausstellung einiger ihrer Werke in der modernen Abteilung der Dresdner Gemäldegalerie Ausdruck fand, erlebte Doris Große ebenso wie die Aktion, die auch ihren ehemaligen Geliebten und dessen Freund als ›Entartete Künstler‹ abstempelte. Die letzte Nachricht von Doris Große stammt aus Kirchners Todesjahr: Im Adressbuch für 1938 sind sie und ihre Schwester letztmalig aufgeführt.«

Doris Große hat also Dresden nicht verlassen. Warum besucht Kirchner sie nicht – wie Fränzi Fehrmann –, als er sich 1926 mehrere Wochen in der Stadt an der Elbe aufhält? Unerklärlich auch, warum er auf seinen späteren Reisen durch Deutschland und nach Dresden nicht alles daransetzt, sie wiederzusehen.

Wie tief sie aber in seinem Inneren wohnt, zeigt die hilfesuchende Eintragung im Davoser Tagebuch: »Führe mich … mit Deiner Liebe und Geduld … immer.«[7]

Dresdner Ateliergeschehen

Ernst Ludwig Kirchner interessiert sich zeitlebens für die Gestaltung des weiblichen Körpers. Der Akt ist für ihn das Zentrum der künstlerischen Arbeit und die Metapher seines Lebensverständnisses. In seinem Atelier verkehren zahlreiche Mädchen. Er zeichnet sie »in Bewegung«. So überwindet er die starre Pose der akademischen Malerei.

»Weibergeschichten« sind es, die, als sie seinen Eltern hinterbracht werden, dazu führen, daß er zu Hause hinausfliegt. 500 Mark gibt ihm der Vater zum Abschied. Dieses Geld sollte so lange wie möglich reichen, denn Einnahmen aus der Kunst oder aus der Arbeit als diplomierter Architekt sind nicht zu erwarten. Doch der Mittzwanziger steckt voller Energie und Pläne: »So bezog ich mit einigen Kisten, einem Feldbett und meinem Werkzeug einen verlassenen Fleischerladen im Proletarierviertel Dresdens. Dieser wurde trotz der Armut bald der Treffpunkt der herumwohnenden Mädels des Viertels und so hatte ich die besten Modelle und Freundinnen, mit denen ich nach Moritzburg ging, um im Freien zu malen.«

Eine wilde Zeit beginnt. Schon vorher hatte er seinen »Studentenwechsel für Malen und Mädchen« ausgegeben. Zusammen mit Erich Heckel und Karl Schmidt-Rottluff stürzt er sich in die Arbeit – und ebenso »auf die Natur in den Mädchen, ... die wir in freier Natürlichkeit ... zeichneten«. Im Atelier, dekoriert mit Vorhängen und Paravents mit Darstellungen barbarischer Liebespaare, »tummelten sich immer ein paar nackte Weiber, und er hat sie rastlos gezeichnet und wieder gezeichnet«.

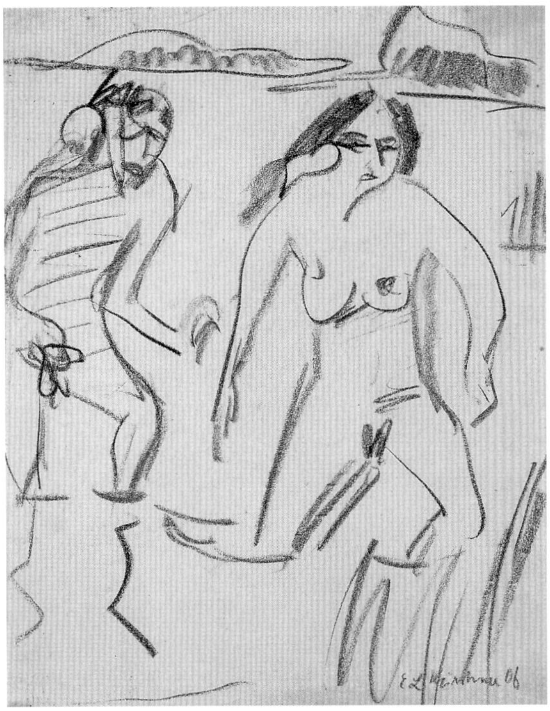

Badende in Moritzburg, 1909, Bleistift, Kreide, 40,5 x 36 cm; Privatbesitz

Nicht ohne Hintersinn spricht Kirchner davon, »in meinem Atelier verkehrten zahlreiche Mädchen.« Was er damit meint, zeigen seine Aktstudien. Als er für einen Ofen Tonkacheln benötigt, formt er sie selbst und schmückt die Vorderseite mit erotischen Szenen. Von den ursprünglich vierundzwanzig Reliefs blieb leider nur eins erhalten. Es zeigt die »Liebesszene« eines Paars in hingebungsvollem Spiel. Dabei wird deutlich: Die akademische Gestaltung des Aktes ist überwunden. Es dominiert eine bildnerische Auffassung, wie sie in den Wandfriesen Indiens und den Schnitzarbeiten der Südseeinsulaner anzutreffen ist. Unkompliziert und archaisch erscheint die Sexualität als Bestandteil des Lebens, tief bejaht als Schöpfungsmacht.

Kirchner hat dem Geschehen in seinem Atelier und an den Moritzburger Teichen nicht nur zugesehen. Er nahm teil, bestimmte es. Geschlechtsakt und Schaffensakt verbanden sich. »Oft stand ich mitten im Coitus auf, um eine Bewegung, einen Ausdruck zu notieren.« Das Erlebnis der Unmittelbarkeit, die Faszination des Unverfälschten, geht ein in das Werk. Es atmet. Leben und Kunst erfahren

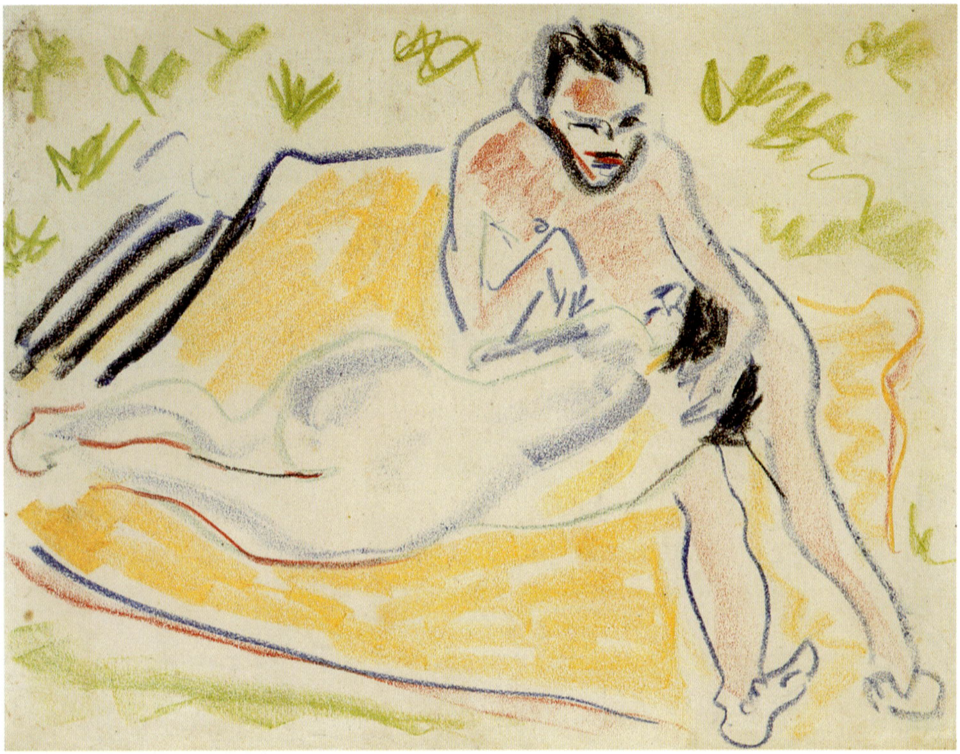

Paar auf der Decke, 1909,
farbige Kreide, 35,3 x 46,2 cm;
Kupferstichkabinett, Staatliche
Museen zu Berlin

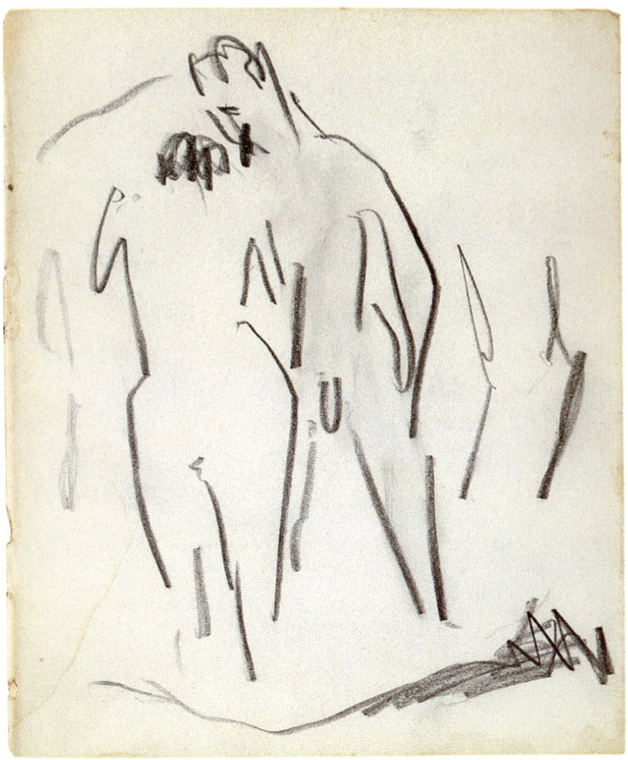

Nacktes Paar an den Moritzburger Seen, 1909/10,
Skizzenbuchblatt; Kirchner
Museum Davos (SKB 68/16)

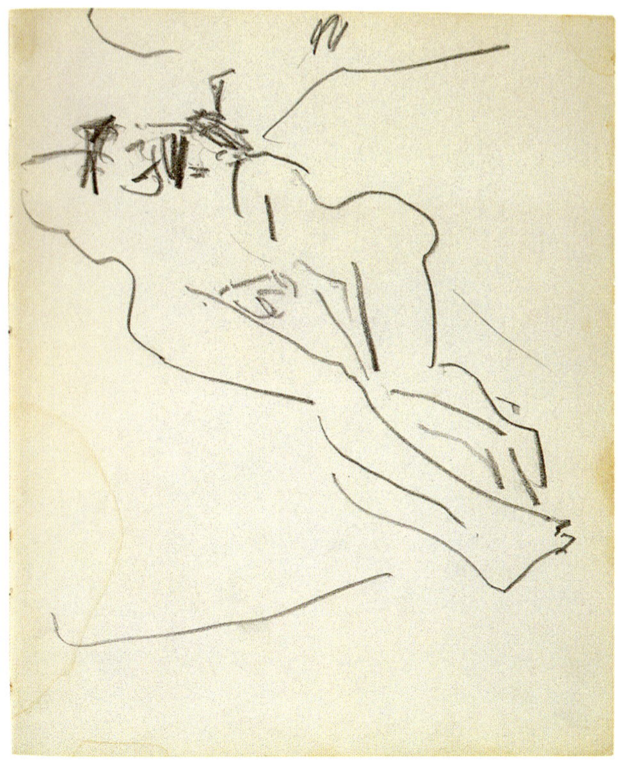

Liegendes Paar (Moritzburger Seen), 1909/10,
Skizzenbuchblatt; Kirchner
Museum Davos (SKB 68/13)

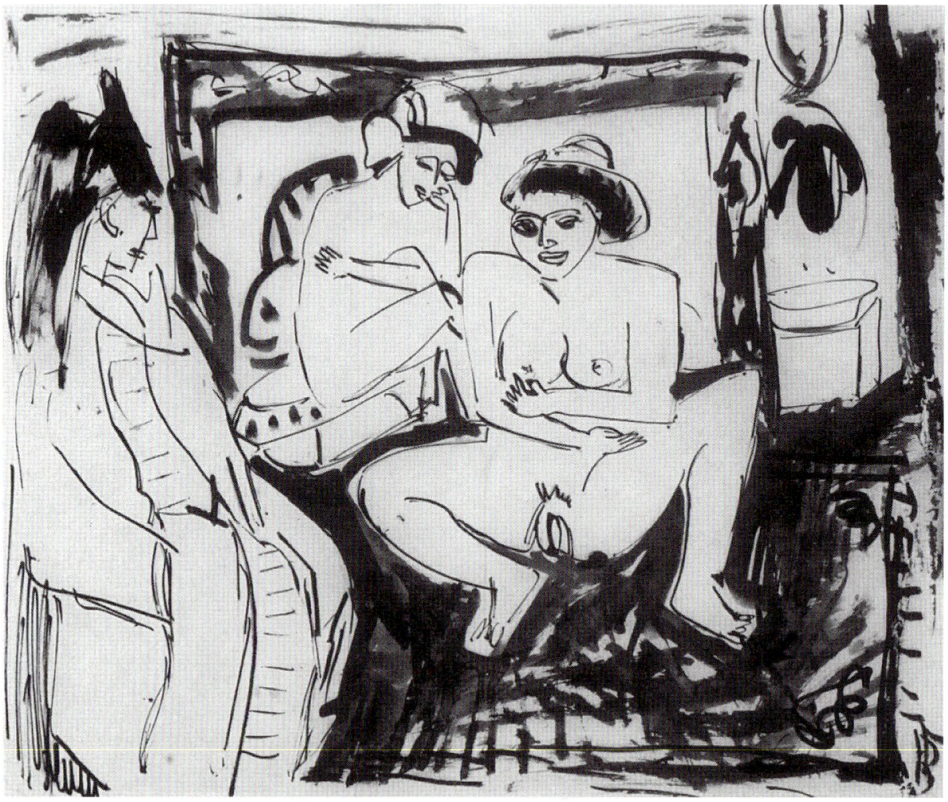

Frauen im Dresdner Atelier,
1910,
Rohrfeder und Tuschpinsel,
49,5 x 60,4 cm; Privatbesitz

Liebespaar im Atelier,
1908–10,
Pastell, 32,7 x 42,5 cm;
Galerie Kornfeld & Cie, Bern

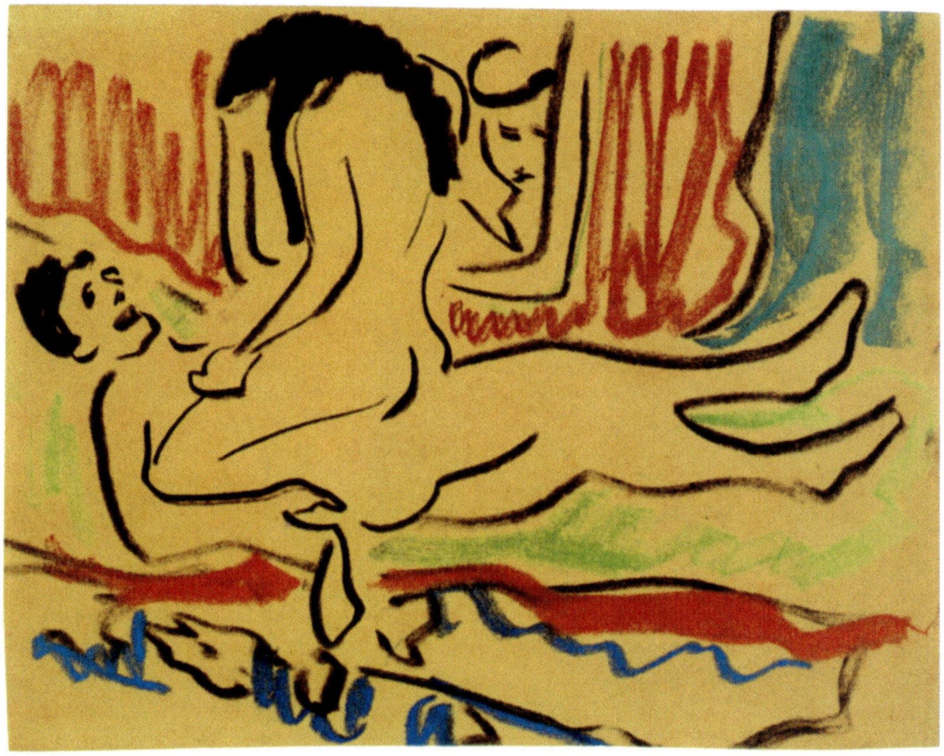

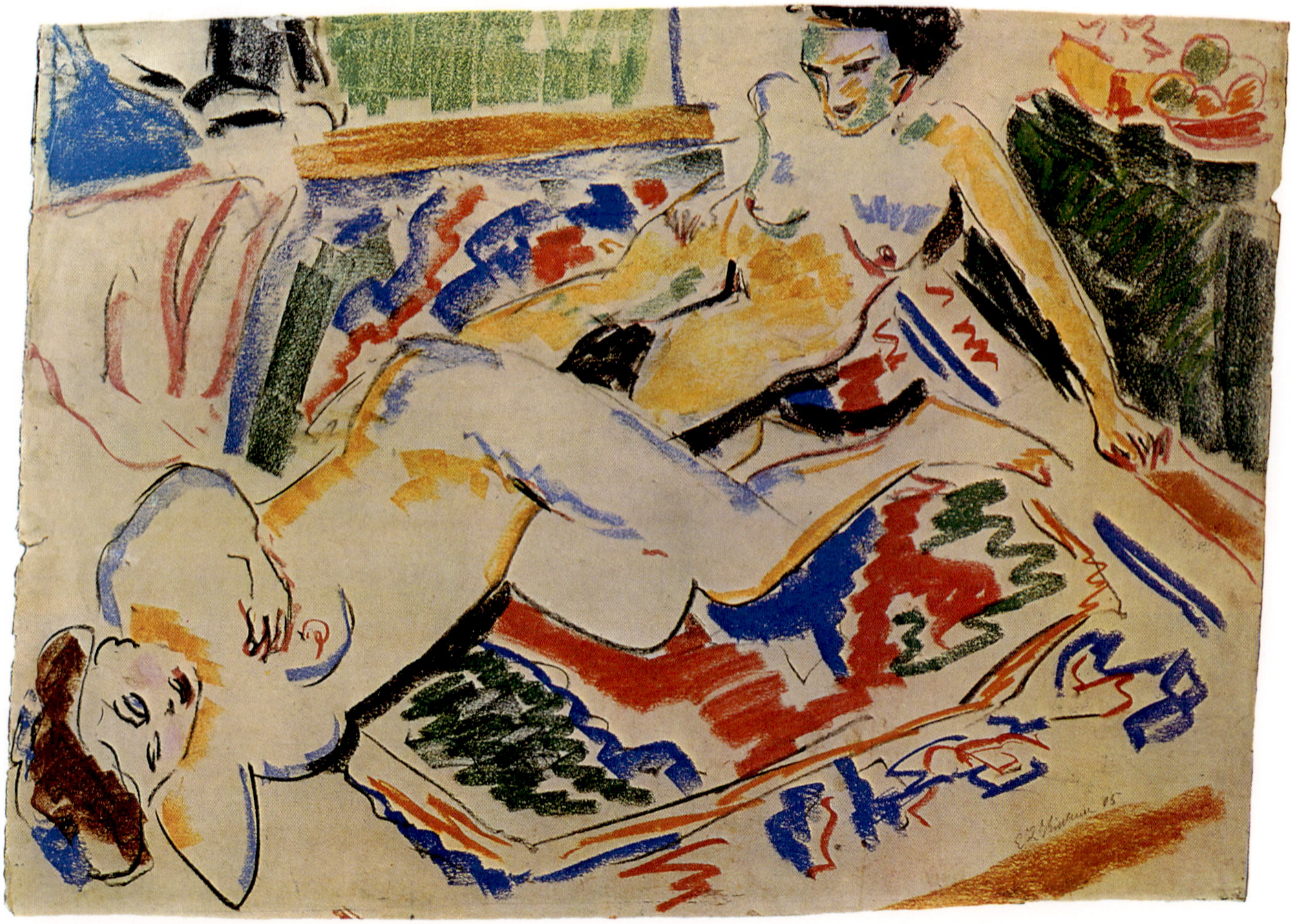

Zwei Akte auf Teppich, 1909,
Pastell und farbige Kreide,
64,5 x 90 cm; Privatbesitz

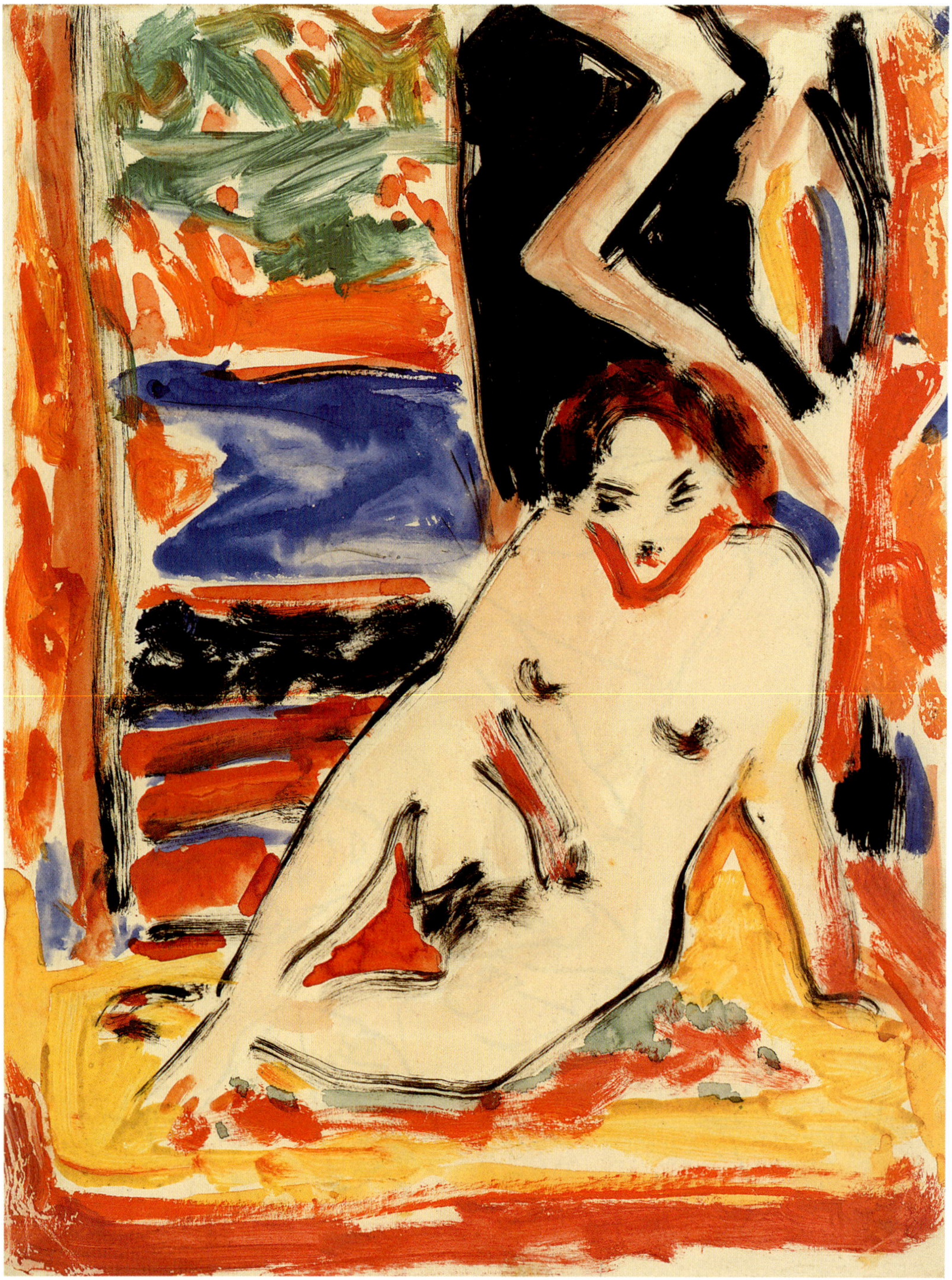

Mädchenakt im Interieur (Fränzi), um 1910,
Aquarell und Deckfarben,
45 x 35 cm; Staatliche Graphische
Sammlung, München

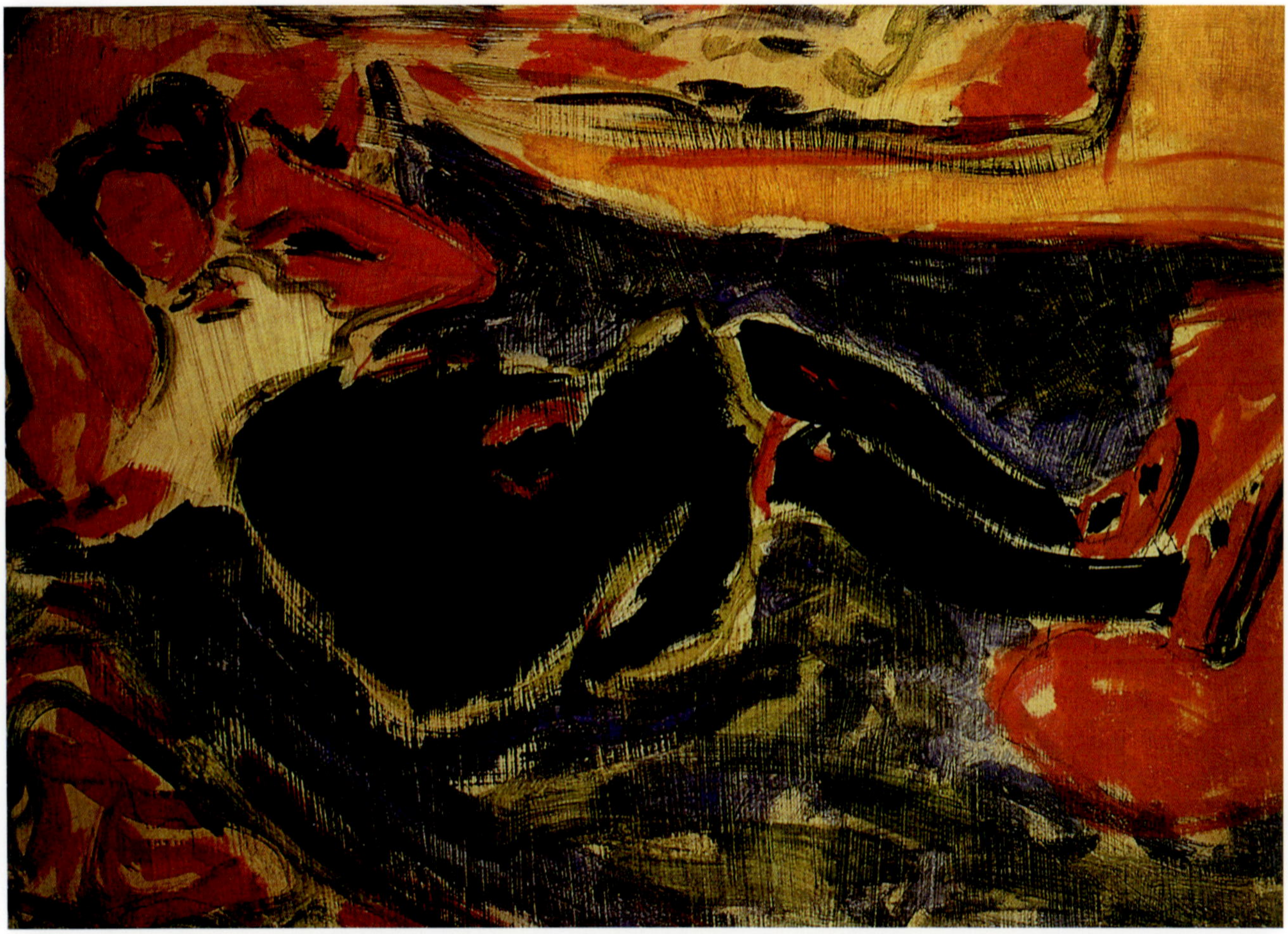

Frau mit schwarzen Strümpfen, 1909,
Öl auf Leinwand, 51 x 73 cm;
Kirchner Museum Davos – Leihgabe

eine letzte Verschmelzung. Ihre sich aufbäumende Sinnlichkeit gleitet niemals ins Pornographische. Kirchner ist kein Voyeur. Seine Zeichnungen erreichen eine ungewöhnliche »psychologische Prägnanz« (Buchheim 1956), die nichts verschweigt und doch immer unaufdringlich bleibt. Kirchners Schöpferkraft findet berauschende »Hieroglyphen«.[8] Er will den menschlichen Körper im Höhepunkt der Bewegung einfangen. Zwischen Aufschwung und Ausklingen der Spannung liegt jener winzige Moment, in dem die Bewegung gleichsam kippt. Für einen kleinen, unmerklichen Augenblick verharrt sie, schwebt, als stehe die Zeit still. In der atmenden, schwingenden Hingabe liebender Körper kann er diesen ekstatischen Zustand beobachten und erleben. Seine Erfahrung: Es gibt Sekunden, die sich in der Dichte des Empfindens zu erfüllten Stunden dehnen; es gibt Stunden, die alles umfassen und zu Sekunden bündeln. Zeit – ein relativer Begriff. Gelebte Zeit richtet sich nicht nach dem Chronometer. Sie tickt in anderen Skalen. Und nirgends begegnet sie bei Kirchner so intensiv wie im weiblichen Akt, der »Metapher seines Lebensverständnisses« (Gerlinger 1995).

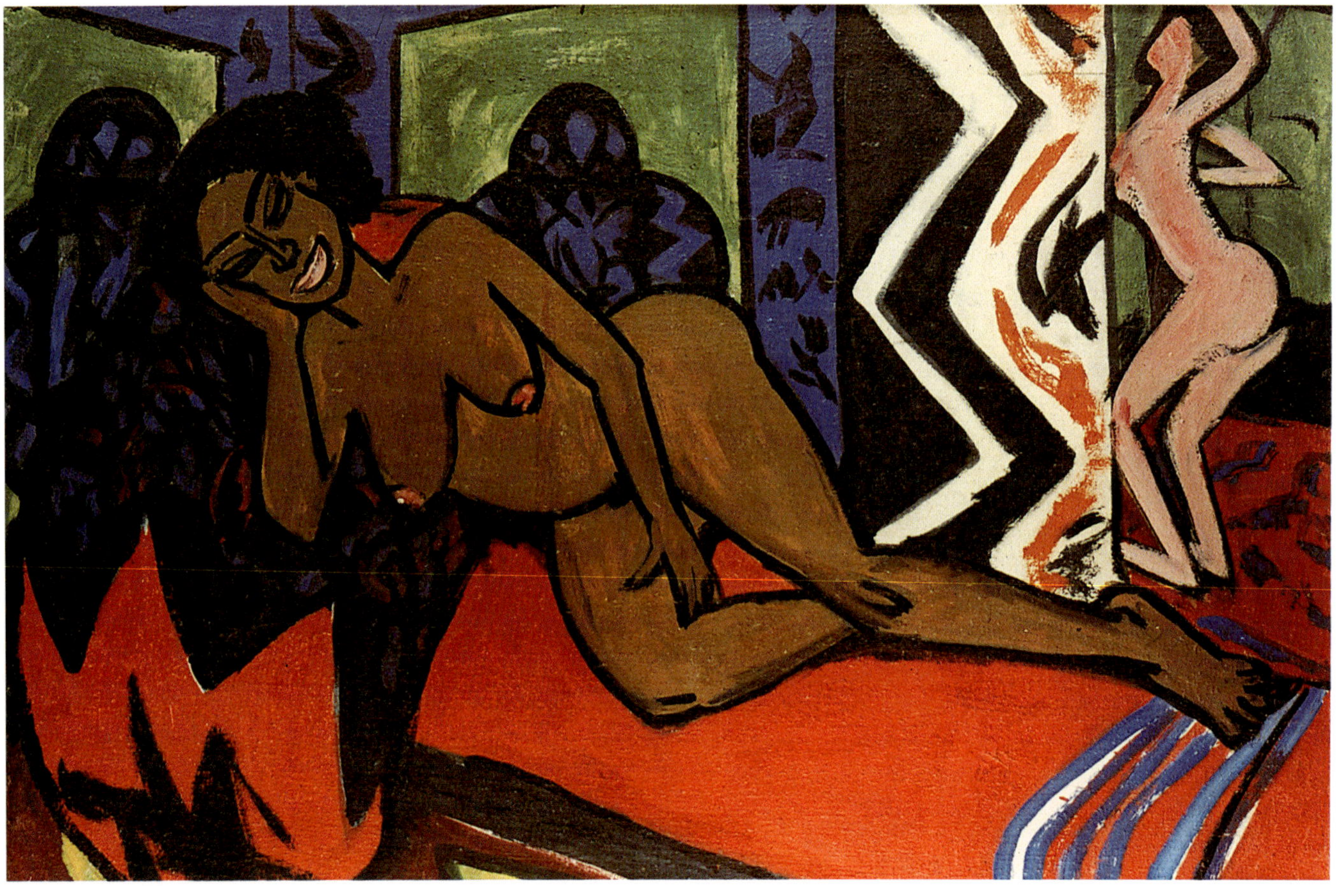

Liegendes Negermädchen (Schlafende Milly), 1910,
Öl auf Leinwand, 64 x 92 cm;
Kunsthalle Bremen

Milly und Nelly

Ernst Ludwig Kirchner ist fasziniert von der Erotik fremder Kulturen. Er begegnet ihr in den farbigen Tänzerinnen Milly und Nelly. Dabei erfassen ihn die Magie, die Wildheit und die Aggressivität einer ihm unbekannten Wirklichkeit.

Es kann nicht verwundern, daß die wuchtigen Schnitzereien Afrikas und Ozeaniens Ernst Ludwig Kirchner anzogen. In ihrer Darstellung des menschlichen Körpers und des menschlichen Gesichts verwirklicht sich etwas von der Sehnsucht seiner Generation, »unmittelbar und unverfälscht« zu gestalten, »was zum Schaffen drängt« (Programm der »Brücke«, 1905). Als er im Dezember 1919 am »Bett für Erna Kirchner« arbeitet, schreibt er ins Davoser Tagebuch: »Ich behaue die Langhölzer, wie viel weiter sind doch die Neger in diesen Schnitzereien.«

Das klassische Ideal der europäischen Kunst- und Geistesgeschichte liegt ihm nicht am Herzen. Er ist fasziniert von der Magie und den Rätseln außereuropäischer schöpferischer Gestaltung. Ihre Schönheit erscheint Kirchner als Wildheit, ihre Harmonie als Dissonanz. Die rauh belassenen Oberflächen der Bildwerke bringen mehr Feuer, sind ehrlicherer Ausdruck des Leben als eine glatte, polierte Außenhaut. Ungewöhnliche, unübliche Materialien entzünden ungenutzte Phantasieräume. Ein großer Kopf, betonte Sexualorgane, ein übermäßig weit geöffnetes Auge, eine kühne, aggressive Bemalung sammeln mehr Wirklichkeit als jede ›richtige‹ Wiedergabe. Die Intensität des Gefühls sucht starke Gebärden, lauscht sie der Bewegung ungezähmter Körper ab und verdichtet sie zu flächigen Monumenten. Das ist neu. Georg Schmidt, Museumsleiter in Basel, schrieb später: »So hat sich unmittelbar nach 1900 ein höchst merkwürdiger, radikaler Stimmungsumschwung vollzogen: Der Fin de siècle-Pessimismus … hat sich in eine … entfesselte ›joie de vivre‹ gekehrt.«[9]

Zu Beginn des 20. Jahrhunderts hoffen viele Künstler, in der Begegnung mit außereuropäischer Kultur den Ursprüngen einer tieferen Inspiration, einer neuen Formenwelt nahe zu sein. Sie wollen die in kleinlichen, ängstlichen Details und spitzpinseliger Akrobatik versunkene Kunst der Akademien ihrer Zeit überwinden. Kronzeugen dieses Aufbruchs sind Emil Nolde, der nach Neu-Guinea reist, und Max Pechstein, der auf einer unbewohnten Palau-Insel magisch besetzte Anfänge sucht. Ernst Ludwig Kirchner dagegen schlägt einen ›kürzeren‹ Weg ein. Er besucht die Anthropologisch-Ethnographische Abteilung des Dresdner Museums, findet die Erzählung vom großen Garamalbaum auf einem Hausbalken von den Palau-Inseln und schreibt an Erich Heckel: »Der Balken ist doch immer wieder schön.« Ebenso beeindruckt ihn eine Plastik aus dem Grasland von Kamerun in ihrer geschlossenen Form. Vor allem aber regen ihn exotische Modelle an. Der farbige Artist Sam und die bei-

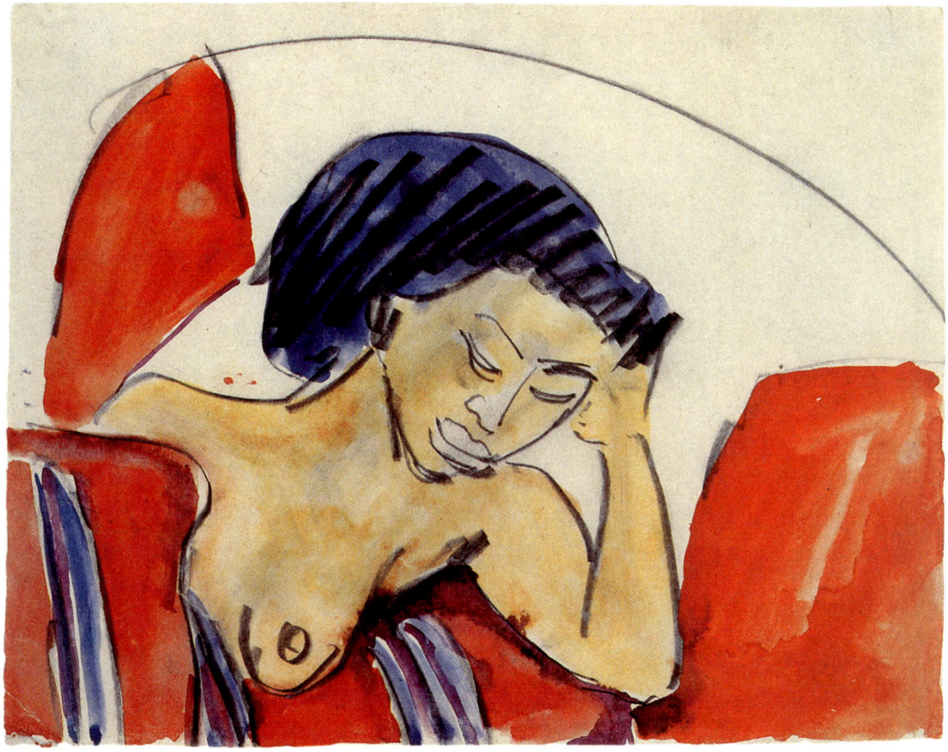

Brustbild einer Negerin (Schlafendes Negermädchen (Milly) mit blauschwarzem Haar auf roter Decke, 1909/10, Aquarell über Bleistift, 26 x 34 cm; Privatbesitz

den Tänzerinnen Milly und Nelly aus dem Zirkus Schumann verkehren in seinem Atelier. Schon bald bewegen sie sich völlig ungezwungen, nackt oder bekleidet mit den exotischen Gewändern ihrer Heimat. Kirchner photographiert sie: Sam und Milly, Nelly und Sidi Riha, die Freundin Erich Heckels. Beide »Brücke«-Gründer malen 1910 die mit Hut, Halskette und Kostüm Modell sitzende Nelly vor einer prächtigen Moritzburger Landschaft. In dieser Zeit entsteht auch der Akt »Liegendes Negermädchen (Schlafende Milly)«, (siehe S. 32) ein farbig intensives Interieur, auf dem jene rot-blau gestreifte Decke zu sehen ist, die Fränzi oftmals zu den Badeaufenthalten in Moritzburg mitnahm (siehe Abb. S. 41). Das auffällige Utensil findet sich auch in dem Aquarell »Brustbild einer Negerin (Schlafendes Negermädchen (Milly) mit blauschwarzem Haar auf roter Decke)«.

Der Drang Kirchners, exotische Kulturen und das ihnen innewohnende Lebensgefühl kennenzulernen, vagabundiert 1910 weit herum. In den Skizzenbüchern hält er ethnographisches Material fest, beginnend mit der »Venus von Willendorf«, Höhlenmalereien und ägyptischen Grabbeigaben bis zu babylonischen Götterdarstellungen, hethitischen Löwen, mykenischen Tänzern, altitalienischen Vasenbildern und mexikanischen Gefäßen. Er entdeckt ihre Vision, ihre Magie. Der schöpferische Prozeß bindet sich an ekstatische Zustände, verleugnet nicht seine Herkunft aus Ritus und Ritual. Kirchners »kühne Leidenschaftlichkeit« (Haftmann 1979) sieht sich herausgefordert, auf vergleichbaren Pfaden zu schaffen. Er verfügt über enorme handwerkliche

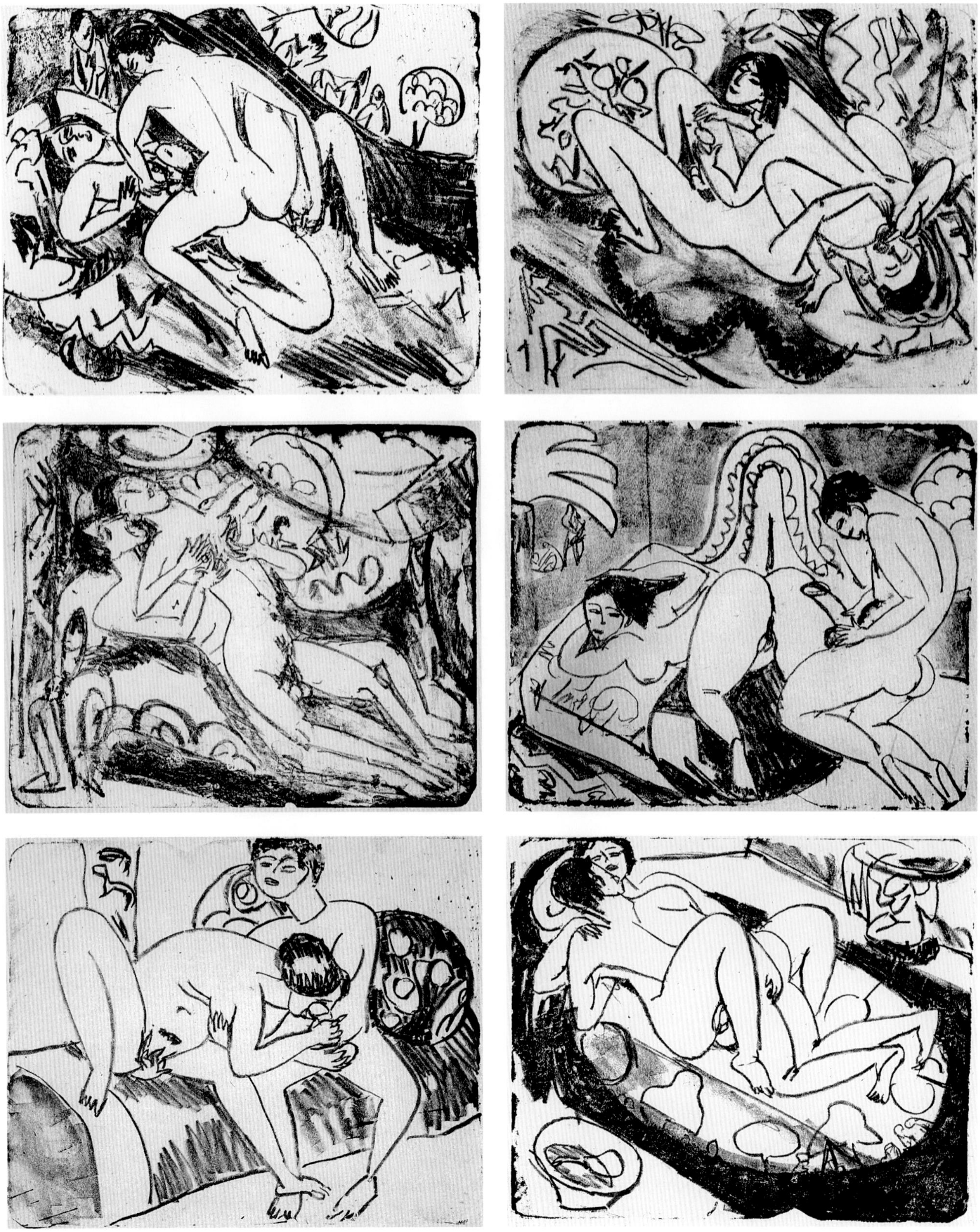

Liebespaar I–VI, 1911,
Folge von 6 Lithographien;
Privatbesitz Schweiz

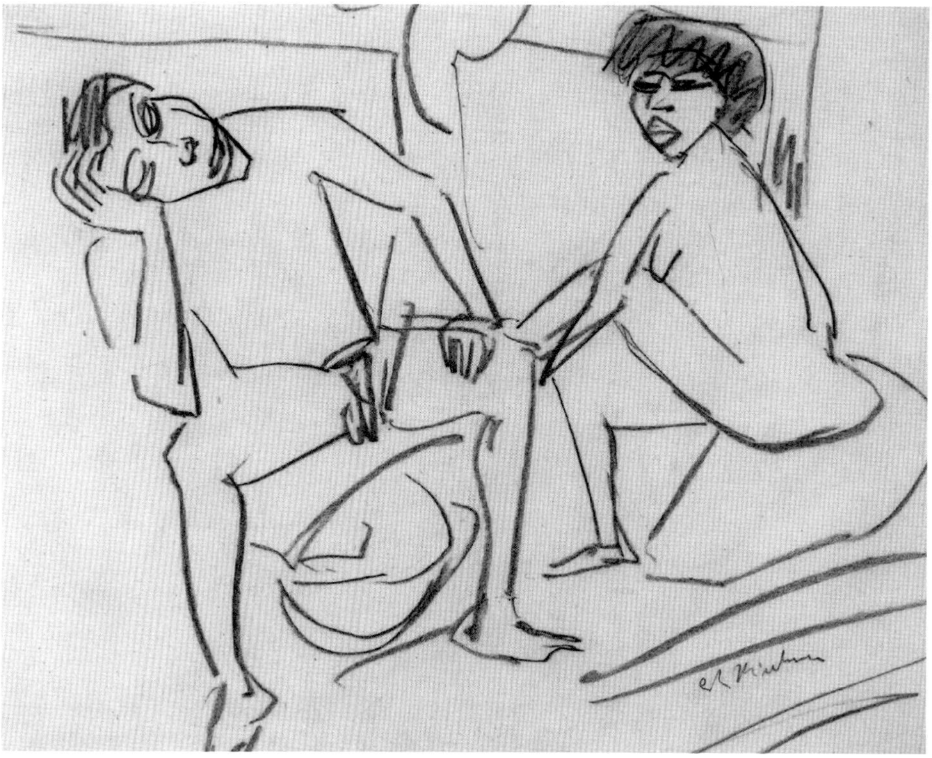

Sam und Milly, Negerpaar, 1911,
Kreide, 46,7 x 58,5 cm;
Privatbesitz

Fähigkeiten. Sie kann er nutzen für Plastiken, die der archaischen Dimension des Menschlichen, der Erotik und der Zugehörigkeit zur Natur Gestalt geben. Eine Figur wie die »Venus von Willendorf« muß ihn fasziniert haben in ihrer Verkörperung weiblicher Urkraft. Diesem Element will er in Milly und Nelly näherkommen. Für ihn vollzieht sich die Begegnung mit fremder Kultur nicht sosehr in Büchern und Bildern, sondern in der Berührung mit dem von dieser Kultur geprägten Menschen, insbesondere der Frau. Hier erlebt Kirchner Andersartigkeit, Wildheit. Das ekstatische Geschehen zwischen Mann und Frau ist für Kirchner der Ort, an dem sich größere Zusammenhänge öffnen. In der körperlichen Verschmelzung erreichen sie ihren Höhepunkt. Eine Folge von sechs Lithographien aus dem Jahr 1911 nähert sich behutsam diesem Bereich. Kirchners Begegnung mit fremder, ursprünglicher Kultur, die sich in Milly und Nelly erfüllt, formt sich zum Bekenntnis: »Prachtvolles Weib. Das ist was für mich.«

Fränzi Fehrmann und ihre Schwester

Ernst Ludwig Kirchner, Erich Heckel und Max Pechstein zeichnen und malen 1910 und 1911 an den Moritzburger Teichen nördlich von Dresden eine bezaubernde Lolita: die zwölfjährige Fränzi Fehrmann. Sie ist das jüngste Modell der »Brücke«-Maler. Muse, vielleicht auch Geliebte? Und ihre ältere Schwester?

1916 diktierte Kirchner im Berliner Atelier Erna eine Liste, die bis auf zwischenzeitliche Verkäufe alle damals verfügbaren Werke des Künstlers enthielt. Sie bietet einen umfassenden Überblick über das gesamte Schaffen und macht die schmerzhaften Lücken sichtbar, die spätere Ereignisse, vor allem die Aktion »Entartete Kunst«, hinterließen. Immer wieder fällt ein Name: Fränzi. »Fränzikopf, grün mit rosa Wangen auf geschnitzter Bank«; »Fränzi auf gelber Decke in Violett mit Kirschen«; »Fränziakt oker mit roter Mütze auf roter Rolle gestützt«; »Fränzi mit Masseusemädchen«; »Fränzi in roter Schürze, Kopf gelb auf blauem Bett sitzend«; »Grüner Fränziakt mit Zupfgeige«; »Fränzi u. orange Mädchenakt auf geschnitzter Bank«; »Fränzi mit Liebhaber.«

Fränzi findet sich auch im Werk von Erich Heckel und Max Pechstein. Eine Wachskreide-Zeichnung von 1910 trägt außer der Signatur Heckels ihren Namen. In einer Graphit-Zeichnung nennt er sie »Kind«, und in zwei Farbholzschnitten nimmt er ihren Vornamen wiederum auf: »Fränzi liegend«, »Fränzi stehend«.

Max Pechstein erinnert sich 1946: »Als wir … beisammen waren, vereinbarte ich mit Heckel und Kirchner, daß wir zu dritt an den Seen um Moritzburg nahe Dresden arbeiten wollten … Wir mußten zwei oder drei Menschen finden, die keine Berufsmodelle waren und uns daher Bewegungen ohne Atelierdressur verbürgten. Ich erinnerte mich an meinen alten Freund, den Hauswart in der Akademie … Er wies uns an die Frau eines verstorbenen Artisten und ihre beiden Töchter. Ich legte ihr unser ernstes künstlerisches Wollen dar. Sie besuchte uns in unserem Laden in der Friedrichstadt, und da sie dort ein ihr vertrautes Milieu vorfand, war sie damit einverstanden, daß ihre Töchter sich mit uns nach Moritzburg aufmachten … Wir lebten in absoluter Harmonie, arbeiteten und badeten. Fehlte als Gegenpol ein männliches Modell, so sprang einer von uns dreien in die Bresche. Hin und wieder erschien die Mutter, um als ängstliches Huhn sich zu überzeugen, daß ihren auf dem Teich des Lebens schwimmenden Entenküken nichts Böses widerfahren sei.«

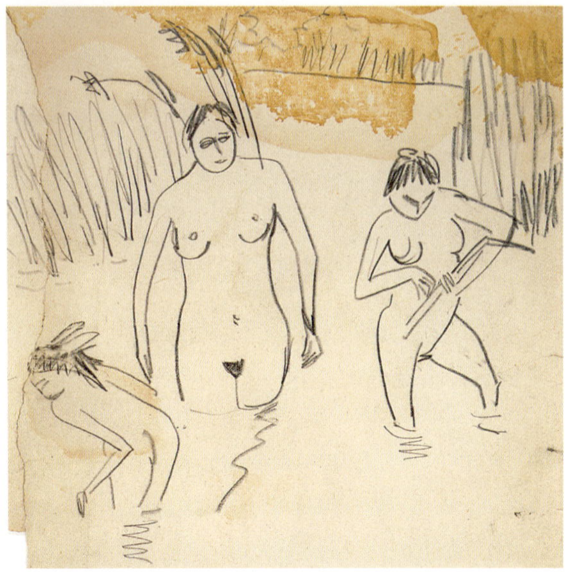

Artistenwitwe mit Fränzi und Marzella, 1910, Zimmermannsblei, 18,3 x 17,5 cm; Kirchner Museum Davos (K 2779)

Ein weiterer Hinweis auf die »Artistenkinder« findet sich auf einer bemalten Postkarte, die Erich Heckel am 18. Februar 1910 an »Fräulein Dr. Rosa

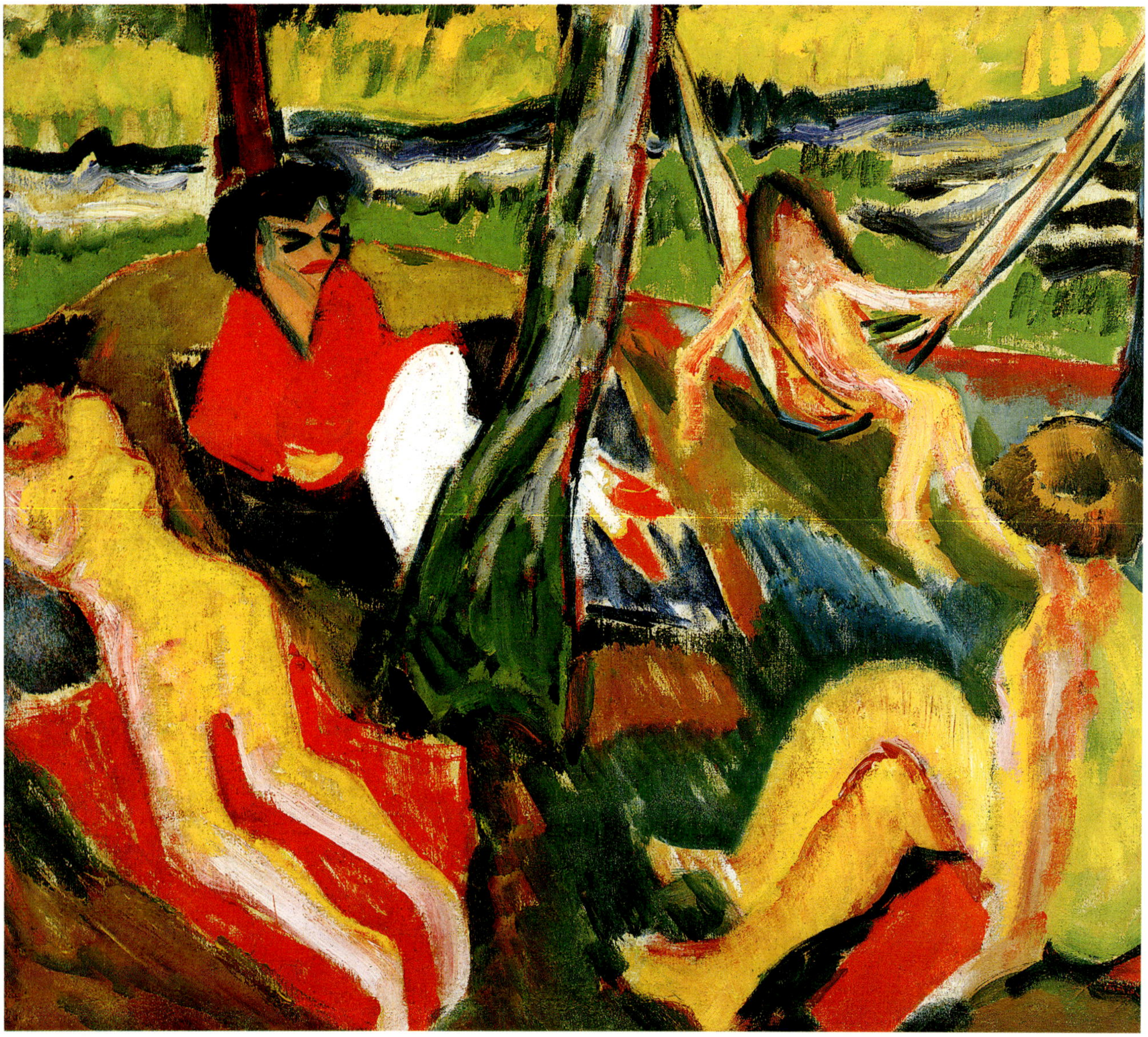

Max Pechstein, Szene
im Wald, 1909,
Öl auf Leinwand, 68 x 79 cm;
Privatbesitz

Schapire in Hamburg-Uhlenhorst, Osterbeckstraße 43« sandte: »Hier zwei Schwestern, die ich neulich entdeckte.«

Kirchner, Heckel und Pechstein zeichnen und malen 1910 die beiden Schwestern sowohl an den Moritzburger Teichen als auch im Atelier. Zuweilen ist die Mutter anwesend, wie Max Pechstein es in seinen Erinnerungen schildert. Auch sie legt schon bald alle Scheu und alle Kleidung ab, badet nackt wie ihre beiden »Küken«. Kirchner hält die Szene – Dodo kommt hinzu – in dem Gemälde »Vier Badende« fest, das heute zum wertvollen Besitz des Von der Heydt-Museums in Wuppertal zählt. Heckel malt ein Bild, auf dem dieselben vier Badenden sich im nahen Wald ausruhen. Und erst kürzlich tauchte im Kölner Auktionshandel ein Gemälde von Max Pechstein auf, das die Situation noch einmal festhält – als hätten Heckels und Pechsteins Staffeleien nebeneinander gestanden. Fränzi liegt in einer Hängematte. So hat sie Kirchner in einer Fülle von Skizzen eingefangen, darunter ein hinreißendes Aquarell. Es zeigt das kindliche Modell nackt, die Beine in eine rot-blaue Decke gehüllt. Wenn es noch eines Beweises bedurft hätte, daß es sich hier um Fränzi handelt, dann ist er gegeben durch ein ›Parallelaquarell‹ von Erich Heckel, entstanden in derselben Situation und ausgeführt in derselben Farbigkeit, als hätten beide Künstler ihre Pinsel in denselben Farbkasten getaucht. Heckel gab dem Blatt den Titel »Fränzi mit Decke« – und es ist jene gestreifte Decke, die Kirchner schwungvoll um sein »Schlafendes Negermädchen (Milly)« drapierte. Sie stammt aus dem Atelier und ist auch zu sehen in dem Gemälde »Fränzi und Marcella, Zwei liegende Akte«. Fränzis Name ist damit gesichert. Es ist jenes junge Mädchen, das Kirchner zweimal photographierte: einmal mit einem Spielkameraden, der vermutlich Hans hieß, im Atelier in der Berliner Straße 65 in Dresden, zum anderen als Porträt, das, lange unentdeckt, 1994 vom Kirchner Museum Davos veröffentlicht wurde.

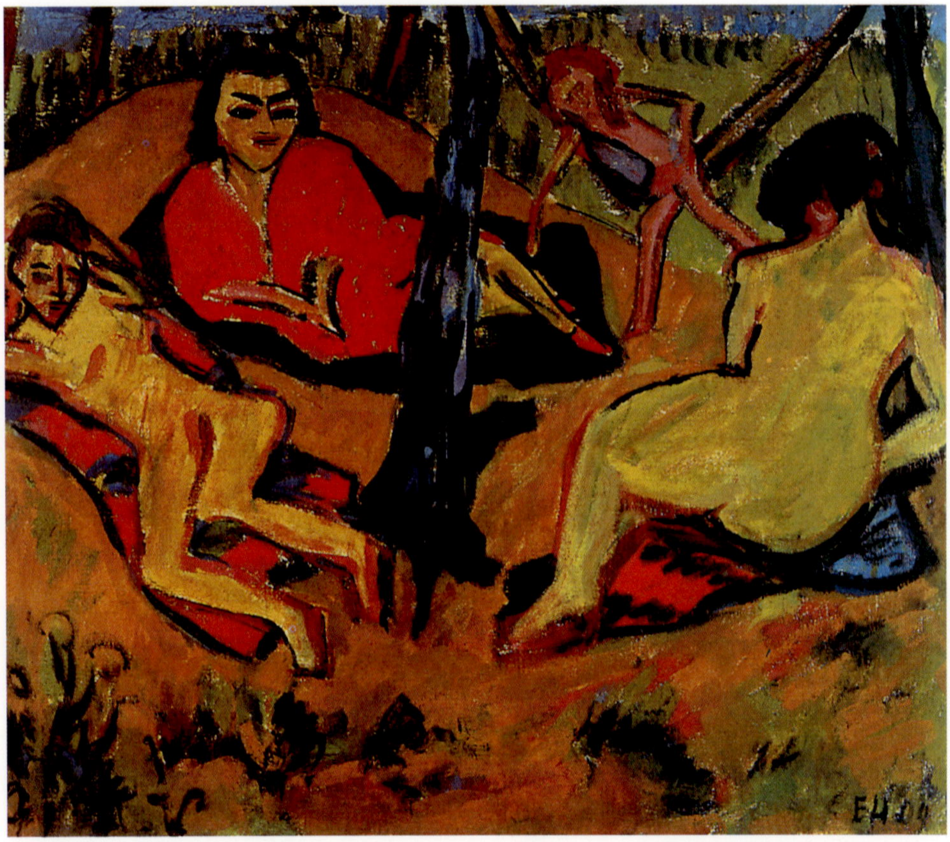

Erich Heckel,
Gruppe im Freien, 1909,
Öl auf Leinwand, 80 x 95 cm;
Privatbesitz

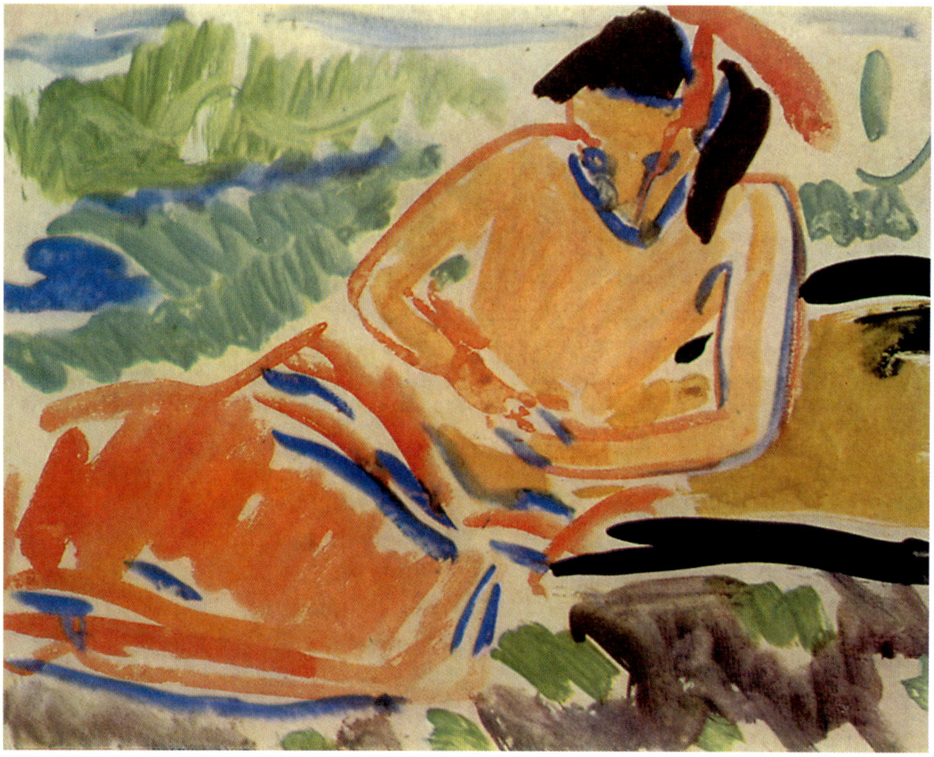

Liegende mit rotem Rock,
1910,
Aquarell, 33,5 x 43,5 cm;
Privatbesitz

Sie ist nur eines von zahlreichen Modellen der »Brücke«-Maler, vielleicht das jüngste. Kirchner schrieb auf einer Postkarte vom 3. Februar 1911 an Maschka Mueller zu einer umseitigen Farbkreide-Zeichnung: »Unser Jüngstes beim Tanz«. Für Fränzi gilt, was Kirchner in einem Brief an Erich Heckel zusammenfaßte: »Es liegt ein großer Reiz in einem solchen reinen Weibe, Andeutungen, die einen wahnsinnig machen können. Toller als in den älteren Mädchen. Freier, ohne daß doch das fertige Weib verliert. Vielleicht ist manches bei ihr fertiger als bei den reiferen und verkümmert wieder. Der Reichtum ist sicher größer jetzt.« Treibt ihn bei Dodo eine knisternde, raffiniert inszenierte Erotik über die Grenzen der Ekstase, so fasziniert ihn an Fränzi die jugendlich-kindlich unverbrauchte Direktheit einer noch schlummernden Weiblichkeit.

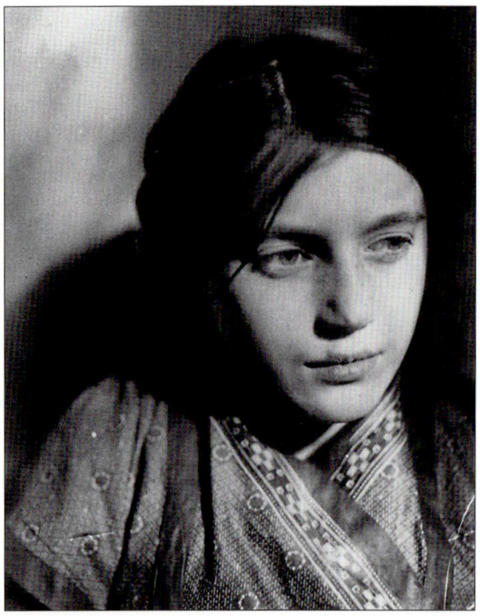

Fränzi,
Photographie, 1909/10;
Kirchner Museum Davos

Der Künstler berührt in der Begegnung mit Fränzi Tabugrenzen: Gab es zwischen den Malern und den jungen Modellen, hier Fränzi, sexuelle Beziehungen? Stand das, was möglicherweise geschah, nicht im Widerspruch zu geltendem Recht: Unzucht mit Minderjährigen? Es fällt auf, daß Fränzi sich an den Moritzburger Teichen im Kreis der Künstler und anderer Modelle wie selbstverständlich nackt bewegt. Auch ihre Mutter nimmt daran teil. Gleichwohl ist solches ›Treiben‹ vor gesetzlichem Hintergrund ein unerhörter Vorgang. Max Pechstein berichtet in seinen »Erinnerungen«, eines Tages sei der Ortsgendarm erschienen: »Ohne daß

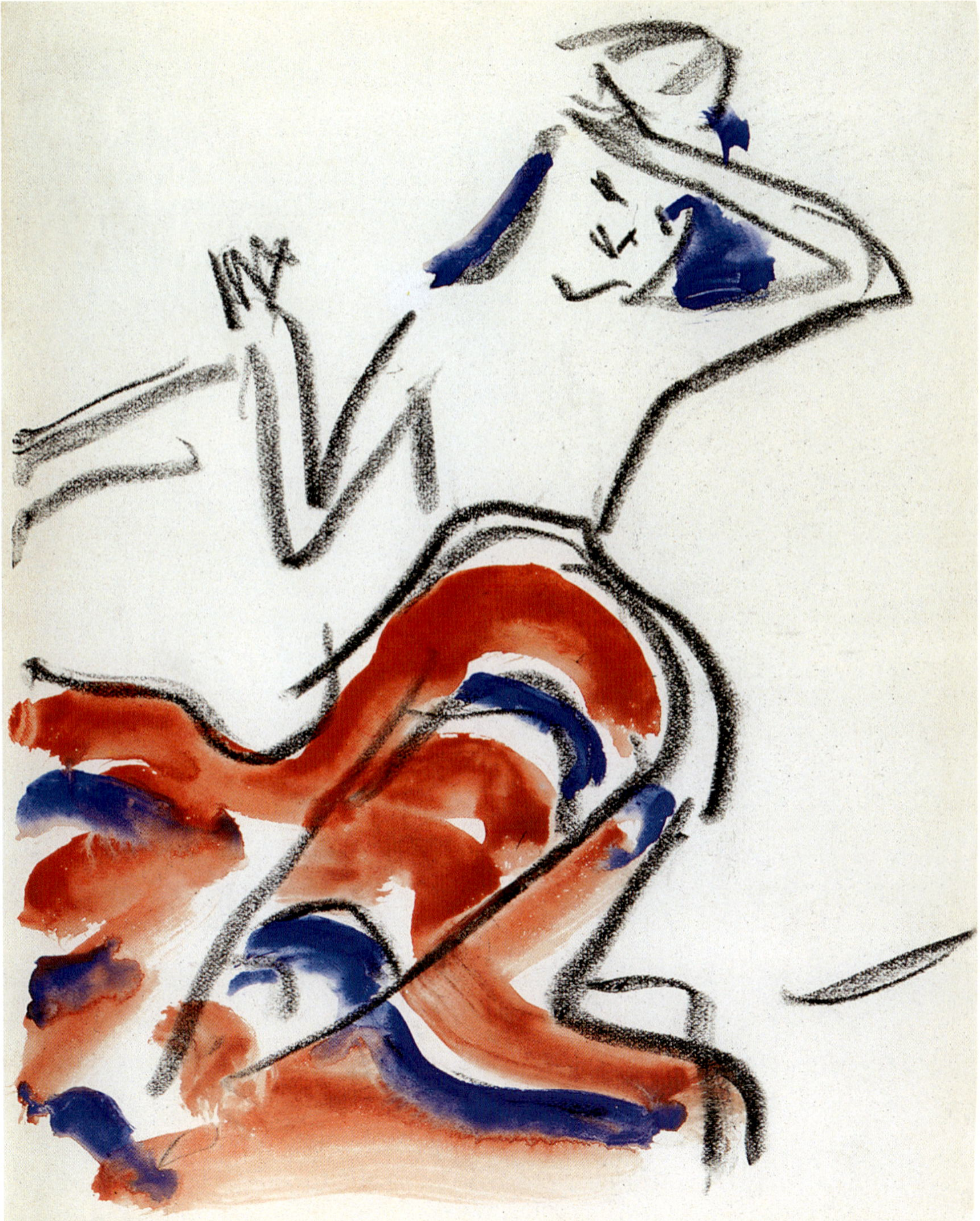

Fränzi, 1910,
Skizzenbuchblatt, Kreide und
Aquarell; Kirchner Museum
Davos (SKB 5/13)

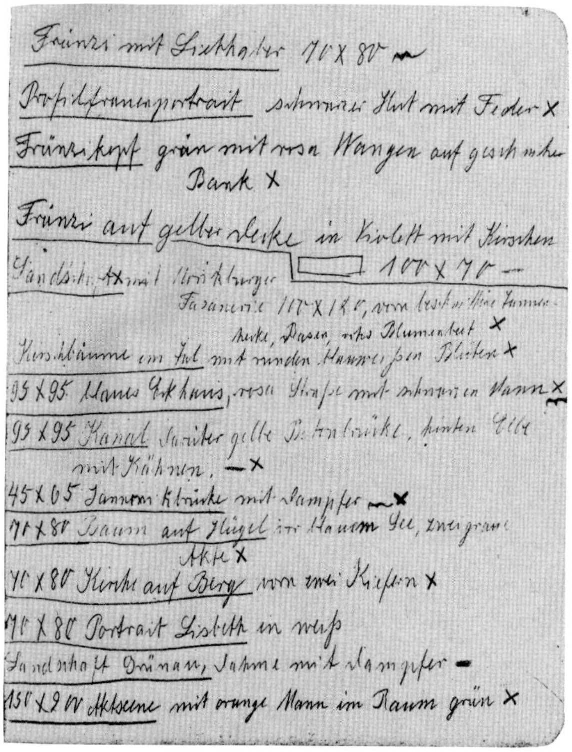
Fränzi mit Liebhaber 70 X 80 –
Profilfrauenportrait schwarzer Hut mit Feder X
Fränzikopf grün mit rosa Wangen auf geschnitzter Bank X
Fränzi auf gelber Decke in Violett mit Kirschen
Landschaft mit Moritzburger [illegible] 100 X 70 –
Fasanerie 110 X 120, vorn leuchtend weiße Zimmerdecke, Vasen, rotes Blumenbeet X
Kirschbäume im Tal mit runden blauweißen Blüten X
95 X 95 Manes Eckhaus, rosa Straße mit schwarzem Mann X
95 X 95 Kanal drüber gelbe Eisenbrücke, hinten Elbe mit Kähnen. – X
45 X 65 Dresdner Brücke mit Dampfer – X
70 X 80 Baum auf Hügel im blauen See, zwei graue Akte X
70 X 80 Kirche auf Berg vorn zwei Kiefern X
70 X 80 Portrait Lisbeth in weiß
Landschaft Grünau, Kähne mit Dampfer –
150 X 200 Aktscene mit orange Mann im Raum grün X

Skizzenbuchblatt, 1910;
Kirchner Museum Davos
(SKB 134/13)

wir es ahnten, war er uns nachgeschlichen. Er fragte uns, was wir hier trieben ... Schnell huschten die beiden Mädchen in ihre Bademäntel, und wir standen vor ihm, nach seiner Meinung ertappt bei gröblicher Versündigung gegen die Sittlichkeit. Es nutzte nichts, ihm klarmachen zu wollen, daß das Aktmalen unsere berufsmäßige Arbeit sei und daß nicht nur wir, sondern auch die Malklassen der Königlich Sächsischen Akademie nackte Menschen in Gottes freier Natur zum Studium benötigten. Er beschlagnahmte als corpus delicti mein soeben gemaltes Bild und gelobte uns eine gnadenlose Strafanzeige beim Staatsanwalt.« Die Sache ging gut aus. Ein verständigerer Staatsdiener schlug das Verfahren nach kurzer Vernehmung nieder. Pechstein erhielt sein Bild zurück. Die Künstler und ihre Modelle zogen aber aus dem Vorfall ihre Konsequenzen. Sie schwammen fortan, Kleider, Leinwände, Keilrahmen und alles Malgerät auf dem Kopf, zu einer Insel und setzten dort, von obrigkeitlicher Aufsicht unbehelligt, ihre Arbeit »desto grimmiger fort«.

Diese kleine Posse macht sichtbar, wie eng die damalige wilhelminische Moral urteilte und wie unbekümmert die »Brücke«-Maler lebten – und mit ihnen die Modelle, darunter Fränzi. Kirchner lithographiert ein Blatt, auf dem sie nackt badend, mit roter Schleife im Haar, von Pechstein gezeichnet wird. Ob das den wackeren Ortsgendarmen zu behördlicher Maßnahme trieb? Oder etwa eine Zeichnung Kirchners, auf der die bekleidete Fränzi mit den unbekleideten Malern zusammensitzt?

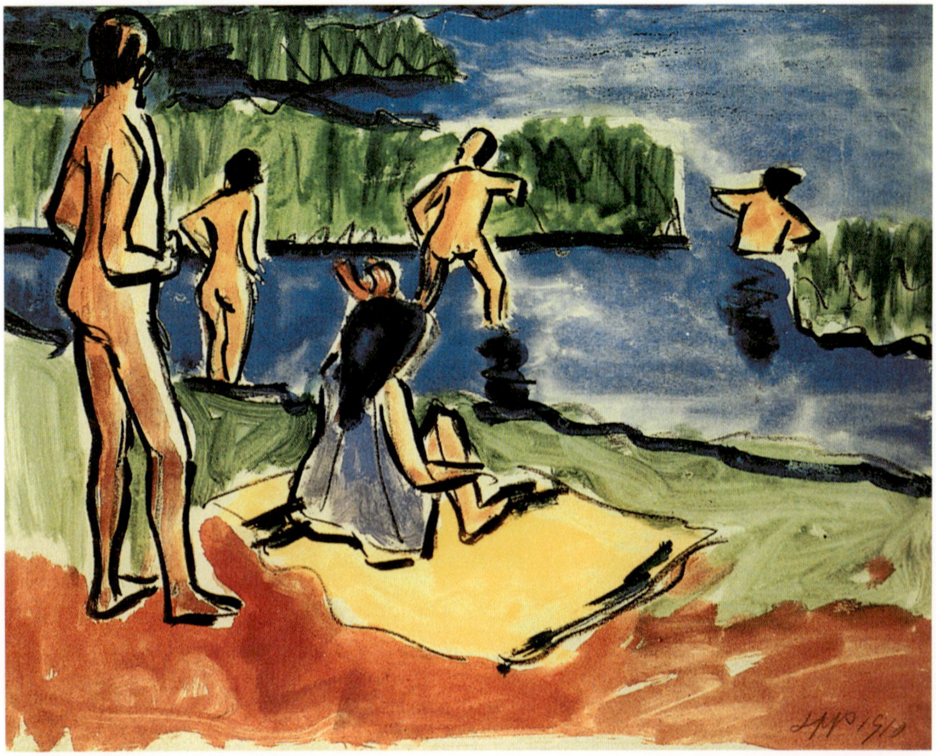

Max Pechstein, Badende (Moritzburg), 1910, Aquarell und Tusche über schwarzer Kreide, 33,7 x 43,8 cm; Privatbesitz

In jener Liste, die Kirchner Erna Schilling bei Durchsicht der Berliner Atelierbestände um 1916/17 diktierte, lautet der Titel eines Gemäldes »Fränzi mit Liebhaber«. Dieses Werk, im Verzeichnis von Donald E. Gordon nicht aufgeführt, ist bis heute verschollen. Der Titel legt nahe, daß Fränzi sexuelle Beziehungen zu mindestens einem der Künstler hatte, vermutlich Erich Heckel. Das schließt andere, darunter Ernst Ludwig Kirchner, nicht aus. Kirchner kommt später auf diese Vorgänge zu sprechen und formuliert im Davoser Tagebuch: »... wir stürzten uns auf die Natur in den Mädchen«. An anderer Stelle wird er deutlicher: »Wir hatten in Dresden ein kleines Mädchen als Modell von 12 Jahren an. Es kam oft zu uns, und wenn Heckel da war, so zeichnete er mit. Es vergingen Jahre, und plötzlich erschien einmal die Kleine wieder als junges Mädchen von 16 Jahren. Heckel als geiler Sachse stürzte sich gleich auf sie und vögelte sie ab. Wir gingen mit ihr nach Moritzburg, und Heckel lag oft bei ihr.«

An dieser Schilderung von 1925 aus lang zurückliegender Erinnerung paßt alles zu Fränzi. Lediglich der Zeitsprung in der Altersangabe führt zu einer Unklarheit, denn die Exkursionen zu den Moritzburger Teichen fanden in den Jahren 1909 bis 1911 statt. 1908 reiste Kirchner mit Emmy Frisch und ihrem Bruder zum Zeichnen und Malen auf die Insel Fehmarn. Von 1912 bis 1914 arbeitete er wiederum dort, begleitet von Erna Schilling. Er täuscht sich also, wenn er äußert, im Abstand von vier Jahren mit ein und derselben »Kleinen« an den Moritzburger Teichen gewesen zu sein. Spielt man mit der Möglichkeit, Kirchner und Heckel hätten eine Sechzehnjährige dort gezeichnet, die sie schon als Zwölfjährige kannten, wer sollte das gewesen sein?

In den Arbeiten um 1906/07 gibt es ein so junges Modell nicht. Das Interesse Kirchners und Heckels an kindlich jugendlichen Modellen erwachte erst um 1910 und band sich weitestgehend an Fränzi. Wozu es dabei im Atelier kam, kann in einigen Zeichnungen verfolgt werden. Es gibt mindestens drei Zeichnungen, auf denen sich das »Kind« offen und zugänglich zeigt, was Erich Heckel nicht unbeeindruckt ließ – genau wie Kirchner es schilderte. Die Zeichnung »Sich waschendes Paar (Fränzi und E. Heckel)« gibt zudem einen hinreichenden Kommentar ab zu Kirchners Bildtitel »Fränzi mit Liebhaber«.

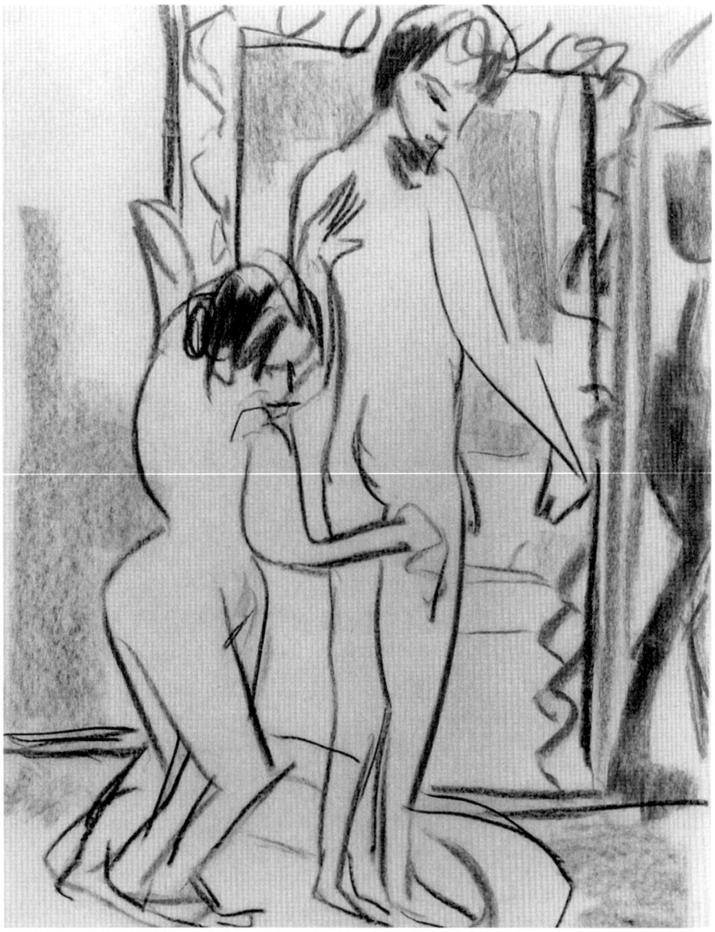

Sich waschendes Paar (Fränzi und E. Heckel), 1910, Kreide, 45 x 35 cm; Kirchner Museum Davos

Wenn Erich Heckel Fränzi vielleicht besonders nahe stand, dann ist von ihm am ehesten eine Antwort zu erhalten auf die Frage nach ihrer älteren Schwester, Marzella oder Marcella genannt. Heckel malte 1910 eine Atelierszene mit dem Titel »Schwestern (Dresden)«. Links ist eindeutig Fränzi zu erkennen. Sie spielt mit einem zweiten unbekleideten Mädchen Halma. Dieses Gemälde, im April 1919 in einem Katalog des Kunstsalons Ludwig Schames, Frankfurt am Main, Börsenstraße 2–4, als Nr. 4 erwähnt, muß mithin in dem anderen Akt das ältere der beiden Artistenkinder darstellen. Die »Schwester« ist weiter entwickelt als Fränzi und gleicht einem Akt auf einem Aquarell, dem Heckel den Titel »Vierzehnjährige« gab, und auch dem in der Kohle-Zeichnung Kirchners von 1910 »Fränzi und Marcella«.

Das sichert den Altersunterschied, nicht aber den Namen Marcella. Leider! Als Indiz dafür, daß Fränzis ältere Schwester diesen Namen trug, mag nun aber ein Interview gelten, das Roman Norbert Ketterer 1958 mit Erich Heckel führte. Gefragt: »Wann sind ... Fränzi und Marcella zu Ihnen gekommen?« antwortete Erich Heckel: »Ich vermute 1909, sicher nicht viel früher. Es geht doch alles so ineinander über ... In meiner Erinnerung ist sie [Fränzi] aber ein spezielles Ereignis aus dem Jahre 1909.«[10] Es fällt auf, daß Heckel wie selbstverständlich die Kombination »Fränzi und Marcella« akzeptiert – und zugleich ausschließlich auf Fränzi zu sprechen kommt. An sie erinnert er sich – wohl aus naheliegenden Gründen.

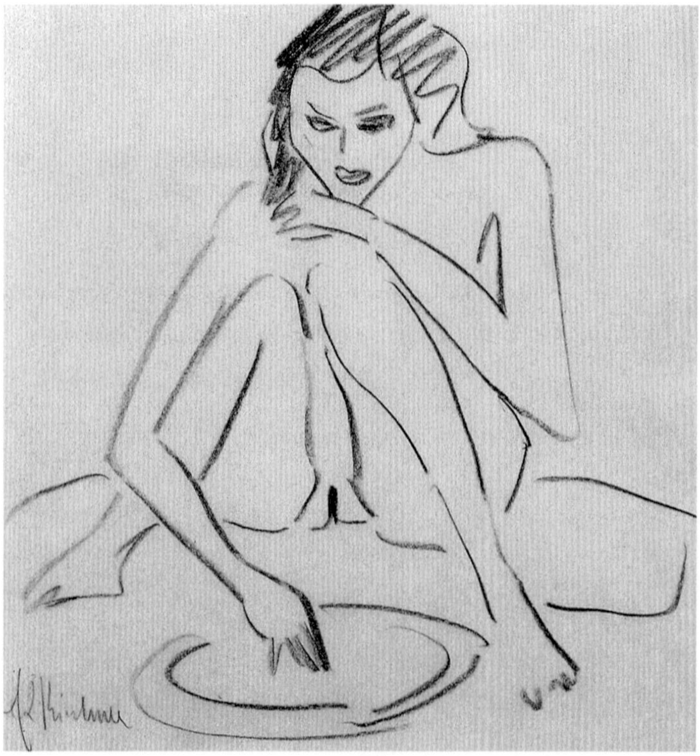

Sitzende Fränzi, um 1910, Bleistift, 37,6 x 35,6 cm; Sammlung Selinka, Ravensburg

Damit schienen die Möglichkeiten, mehr über Fränzi und ihre Schwester zu erfahren, erschöpft. Selbst der 1990 unternommene Versuch des Autors, mit einer Annonce in den »Dresdner Kunstblättern« Informanden zu finden, scheiterte. Ohne Kenntnis des Nachnamens war das nahezu ausgeschlossen. Im Juli 1995 änderte sich jedoch die Situation. Der Verfasser entdeckte in einem Skizzenbuch Kirchners von 1926 einen kurzen schriftlichen Text: Dresden, 12. Februar: »Ich war heute bei Fehrmann, es war ganz seltsam. Alles noch so wie früher, auch dass sie umgezogen sind und nun Kl. Plauensche Gasse 60 wohnen. Die Fränzi hat zwei uneheliche Mädchen. Sehr sehr nette Kinderchen. Sehr intelligent und fleissig. Die alte Frau Fehrmann ist noch genau so wie früher, sieht auch noch genau so aus. Rührend sieht der Sohn aus. Ganz jung mit Streifen von schneeweissen Haaren auf dem Kopf. Er war im Krieg gasvergiftet und Nervenschock. Ach diese Menschen haben ausgehalten. Fränzi selbst ist sehr trüb und traurig gestimmt durch ihr Pech mit den Kindern. Ihre Jugenderinnerungen an Moritzburg etc. sind auch ihr das Liebste im Leben. Sie hat noch ein Album mit Photos von allem, um von 6 Jahre ab. Ach ich hülfe ja so gerne, aber helfen kann da nur ein Ehemann, der sie mit ihren zwei Kindern nimmt und das giebt es wohl schwer heutzutage. Die ältere Schwester geht nach Frauenstein zu einem

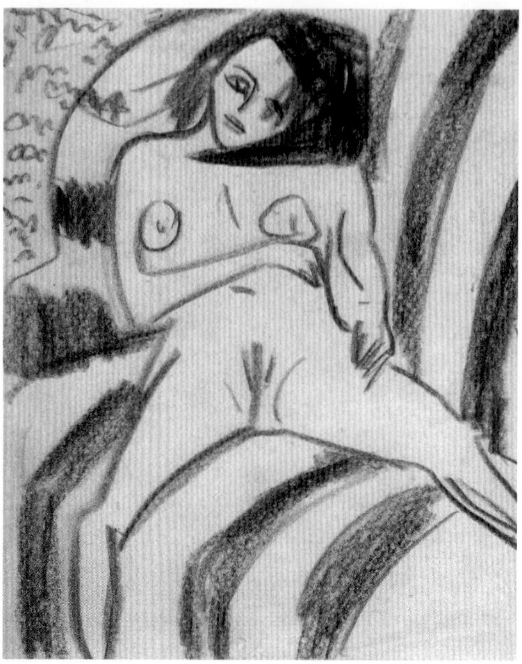

Fränzi auf dem Sofa, 1910, Kohle, 20 x 16,4 cm

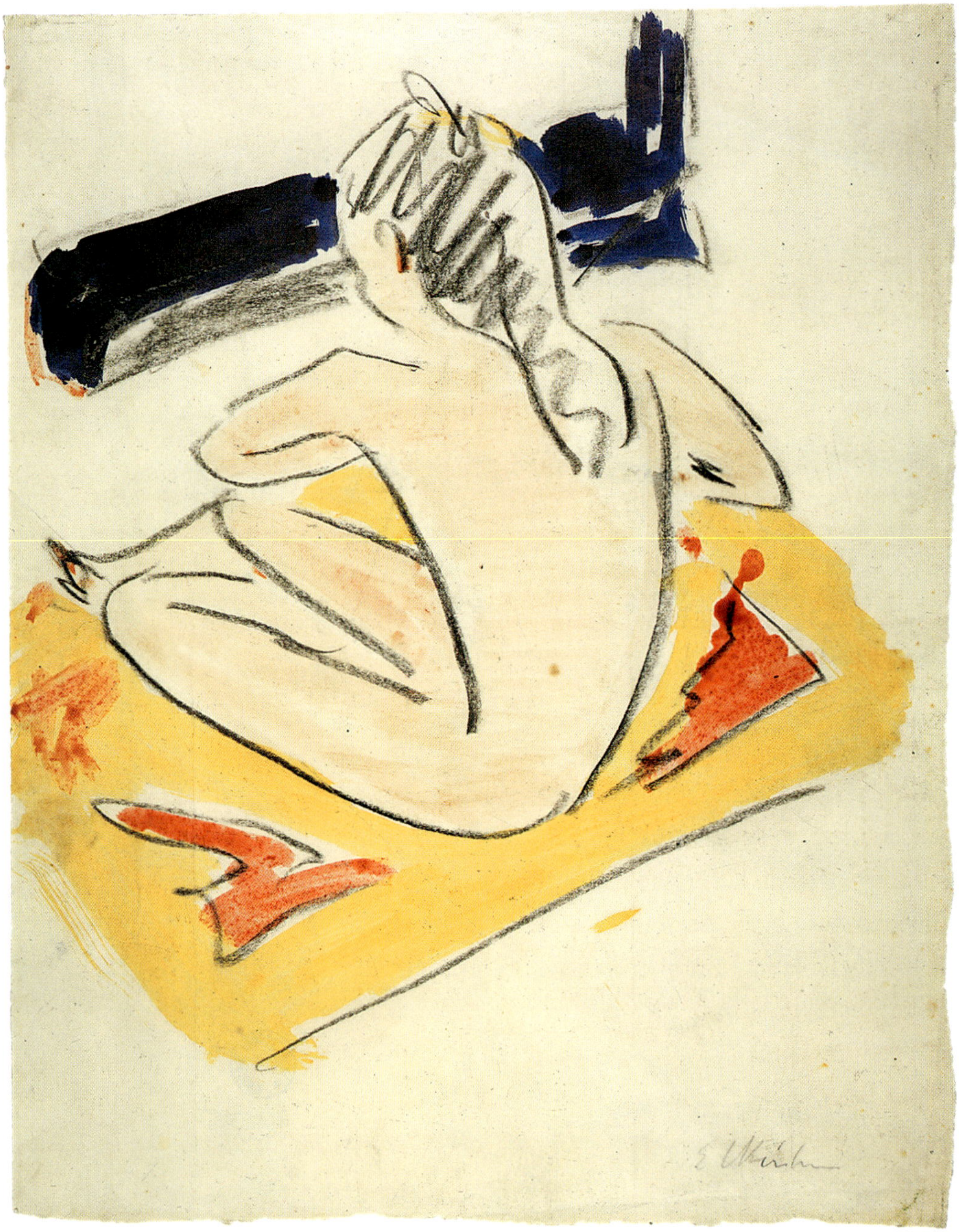

Sitzende Fränzi, 1910,
Aquarell über Graphit,
37,6 x 30,2 cm;
Brücke-Museum, Berlin

alten Onkel. Fränzi möchte gern mit überall hin, nur nicht in Dresden bleiben. Vielleicht nehme ich ihre Kinder mal zu uns nach Frauenkirch. Das wäre schön, denn sie sind so nett und gut, dass man sie gut oben haben könnte. Wollen sehen. Mit Fränzi selbst wird wohl nicht mehr viel werden, sie wird mit ihren 2 Kindern wohl passe sein.«

In den zurückliegenden fünfzehn Jahren hat sich also für Fränzi – ihr Nachname ist Fehrmann – viel ereignet. Sie ist zweimal Mutter geworden, ohne verheiratet zu sein. Die Folge: wirtschaftliche Sorgen und ein schlechter Ruf. Nicht umsonst möchte sie Dresden verlassen. Kirchner will ihr helfen, ist bereit, die beiden Mädchen zeitweilig zu sich nach Frauenkirch zu nehmen. Wie alt diese damals waren, hat er nicht festgehalten. Möglich, daß sie ihrer Mutter glichen, dem »Brücke«-Modell. Ob er mit einer Einladung an eine Wiederholung jener Zeiten denkt? Es kommt nicht dazu.

Von Fränzis »älterer Schwester« – wieder wird der Vorname nicht genannt, so daß die Unsicherheit, ob sie Marcella hieß, bleibt – berichtet er, sie sei bei einem alten Onkel im nahen Frauenstein.

Damit begrenzt sich das Wissen um ein Modell, das wie kein anderes drei Maler anzog und begeisterte, nicht auf die kurze Zeit der Jahre um 1910. Die nun zugängliche Notiz zeigt seinen weiteren, unglücklichen Lebensgang, in dem die »Jugenderinnerungen an Moritzburg etc. das Liebste ... sind«, wachgehalten durch ein Photoalbum. Nachforschungen, die in Dresden Werner Schmidt unternahm, wie das Leben des Artistenkindes, ihrer Schwester und ihrer Mutter weiter verlief, führten bisher zu keinem Ergebnis.

Eine liebenswerte Episode hat sich in einem Skizzenbuch erhalten. Kirchner führte es im Sommer 1910 mit sich, als er an den Moritzburger Teichen arbeitete. Mit sicherem Kohle-, Kreide- und Zimmermannsbleistiftstrich füllte er Blatt um Blatt mit herrlichen Skizzen, angeregt durch das springlebendige, ständig in Bewegung befindliche Mädchen. Und inmitten dieses schöpferischen Taumels, dieser ›zeitlosen‹ Ekstase, finden sich drei ungelenke, kindliche Zeichnungen: Die Gruppe der Modelle und Maler in baumbestandener Allee; Ballwerfende im Schilf, über ihnen ein Schmetterling; Badende an der Badestelle, die auch Max Pechstein aquarellierte. Zeichnungen von Fränzis Hand? Nur einem Menschen hatte Kirchner zuvor gestattet, sein geheiligtes Papier zu benutzen: Dodo. Und hier nun zeichnet darauf Fränzi in einer Handschrift, die Heckels mehrfach benutzte Kennzeichnung »Kind« rechtfertigt.

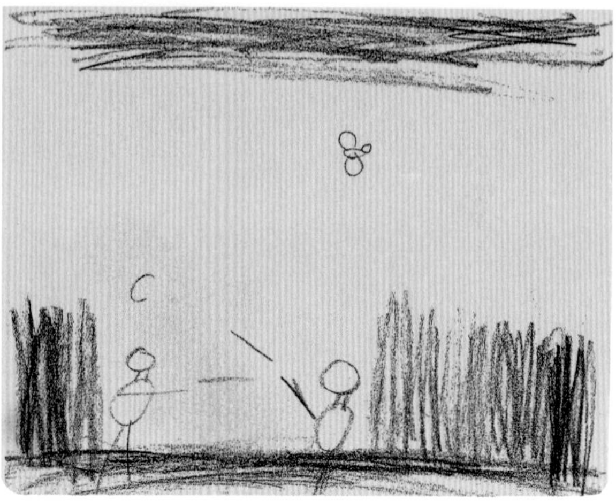

Kinderzeichnung, 1910, Skizzenbuchblatt; Kirchner Museum Davos (SKB 5/7 v)

Die Kokotte

Ernst Ludwig Kirchner zeichnet und malt die Kokotte, das »Hühnchen« auf der täglichen Speisekarte des nächtlichen Berlin. Sie ziert die berühmten Straßenszenen, sie figuriert in den eindeutigen Interieurs mit und ohne Schleier.

Wo die »Puffs« lagen, das wußte Kirchner schon als Gymnasiast, und zwar am Berghang oberhalb der Chemnitz. Auch in Dresden und Berlin kannte er die Stätten des Vergnügens und der schnellen, unkomplizierten Begegnung, darunter das »Cafe Syphilis«. Er besuchte die Randbereiche, in denen die Verbote der Gesellschaft nur um so köstlicher schmeckten, wenn sich dort die Sehnsucht nach dem Unbekannten und das Parfüm leiser Verruchtheit trafen. Line, seine erste Frau, gehörte zum Milieu der Varietétänzerinnen, für die der Schritt in die mindestens gelegentliche Prostitution nicht allzu groß war. Das Milieu faszinierte ihn, lieferte das Material, die Modelle, die Erregung für seine schöpferische Aneignung.

Im Oktober 1911 zieht Ernst Ludwig Kirchner aus dem letztlich provinziellen Elbflorenz nach Berlin, der mit allen Freiheiten und Freizügigkeiten ausgestatteten Metropole. Kirchner, ein Mensch von »seismographischer Empfindsamkeit« (Buchheim 1956), muß den Pulsschlag der Großstadt als ununterbrochene Attacke auf die Sinne empfunden haben. Ihn reizt das erotische Flair, das beschleunigte Tempo ständig wechselnder Eindrücke. »Und immer gehen hier Menschen. Noch nie, seit sie [die Großstadt] ist, hat … das Leben aufgehört zu leben … Hier ist die Quelle, der Bach, der Fluß und das Meer der Bewegungen … Arbeit und Vergnügen, Laster und guter Trieb, Streben und Müßiggang, Edelsinn und Niedertracht, Liebe und Haß, feuriges und höhnisches Wesen, Buntheit und Einfachheit, Armut und Reichtum schimmern, glitzern, blöden, träumen, eilen und stolpern hier wild und zugleich ohnmächtig durcheinander … und abends, ah … tut sich ein Vorhang langsam auf … Die Sirene Vergnügen fängt dann an in himmlisch lockenden und anmutenden Tönen zu singen.« (Walser 1909)

Was die Schriftsteller Robert Walser, Alfred Döblin und Curt Corrinth in Worte, der Komponist Alban Berg in Töne und Akkorde faßt, sucht Kirchner in Skizzen zu bannen. Zeichnend durchschreitet er das Panorama: Kunsthändler, Kritiker und Kokotte, Bohemien und geigender Bettler, Journalist und Gigolo, der große Geschäftsmann, der kleine Schieber – und immer wieder Frauen.

Sein bildnerisches Vokabular reagiert nicht sofort auf die neuen Herausforderungen und Themen. Als er dann die Tänzerinnen Gerda und Erna Schilling kennenlernt, dringen Formen auf ihn ein, die er bisher nicht kannte: »Die Gestaltung des Menschen wurde durch meine dritte Frau, eine Berlinerin, … und deren Schwester … stark beeinflusst. Die schönen architektonisch aufgebauten strengförmigen Körper dieser beiden Mädchen lösten die weichen sächsischen Körper ab. In tausenden von Zeichnungen, Graphiken und Bildern [erzogen] diese Körper mein Schönheitsempfinden zur Gestaltung der körperlich schönen Frau unserer Zeit.«

Kirchner erwähnt nicht, daß Gerda und Erna Schilling ihn an ein Thema heranführen, das sie selbst betrifft und das zugleich engstens mit der Metropole Berlin verknüpft war: die Kokotte, das »Hühnchen«. Mit den Gemälden »Paar im Zimmer« und »Im Bordell« betritt der Künstler die Bühne, auf welcher sie ihre feinen Fäden spinnt. Spätestens das Leinwandbild »Zwei Frauen mit Waschbecken« (siehe Abb. S. 72) macht deutlich, daß Kirchner seine Erlebnisse und Kenntnisse dieses Milieus aus dem Zusammenleben mit Gerda und Erna bezog. Zudem lernt er 1912 den Arzt und Dichter Alfred Döblin kennen, photographiert, malt und zeichnet ihn, illustriert für ihn das Bordelldrama »Comtesse Mizzi« und die Novelle »Das Stiftsfräulein und der Tod«. Döblins Aufsätze »Über Jungfräulichkeit« und »Jungfräulichkeit und Prostitution« hat Kirchner gelesen. Darin kommt der Dichter nachhaltig auf die Kokotte zu sprechen: »Wer Talente hat, entwickelt sie, setzt sie in Markstücke um ... Die Kokotte, ein Pionier des Sozialismus auf moralischem Brachland.« Döblin schildert sie als kluge Geschäftsfrau. Ihr Angebot hat immer Konjunktur. Hunger nach Liebe und Hunger nach Geld sind Hauptantriebskräfte der Gesellschaft, und in der Kokotte treffen sie sich. »Die Dienstbarmachung von Naturgewalten feiert in der Kokotte einen Triumph.« Moralisch sei jeder Einwand gegen ihre Tätigkeit Heuchelei. Fast alle Berufe prostituieren sich »durch Preisgabe funktionierender Organe ... die Hände des Schreibers, die Beine des Laufburschen ... die Hirnrudimente des Akademikers«. So seien auch »die Sexualorgane der Kokotte Betriebswerkzeuge«.

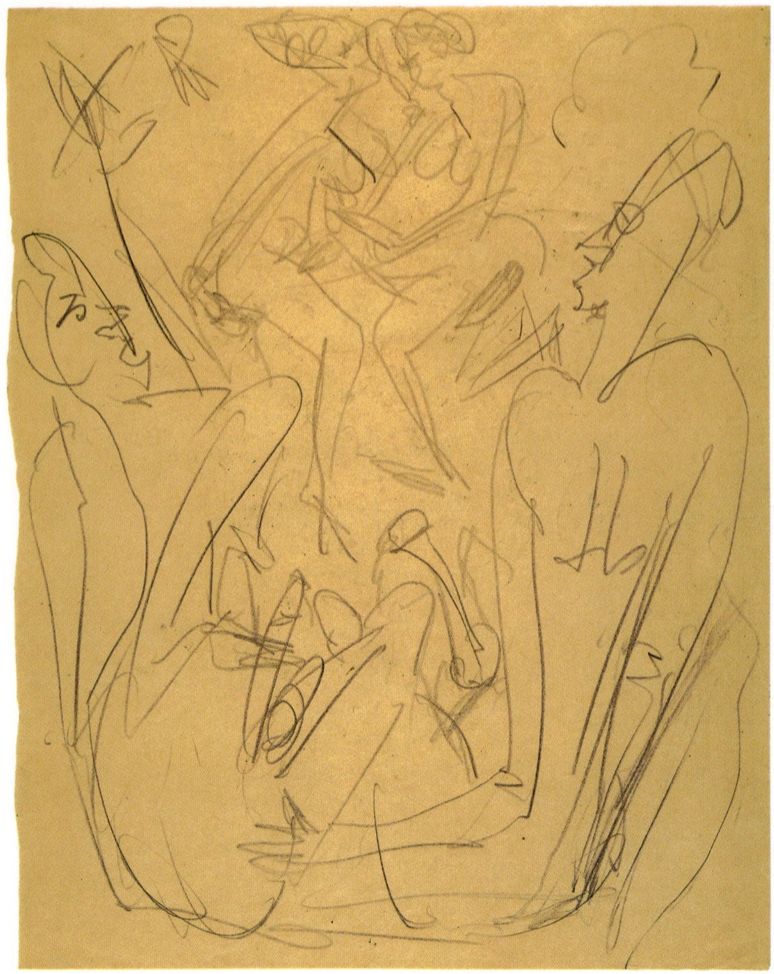

Bordellszene mit zwei Männern und zwei Frauen, 1915, Bleistift, 37 x 48 cm; Privatbesitz Schweiz

Was Alfred Döblin in Worte faßt, gestaltet Kirchner in einer Abfolge von Lithographien, die die reichhaltige Angebotspalette der Kokotte darbieten. Offenbar aus Beobachtungen im unmittelbaren »Arbeitsbereich« von Gerda

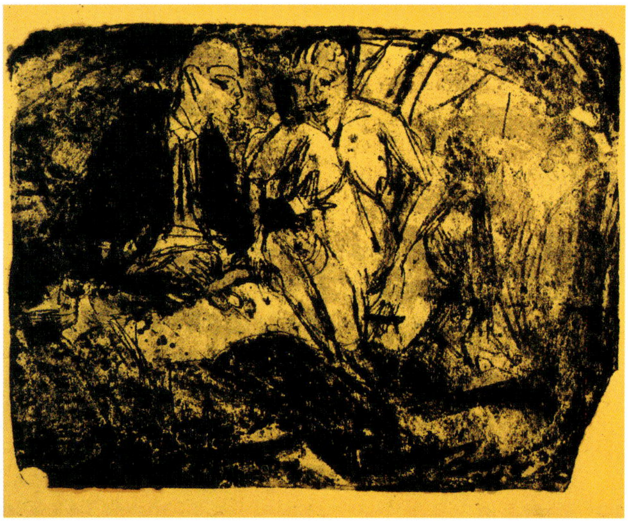

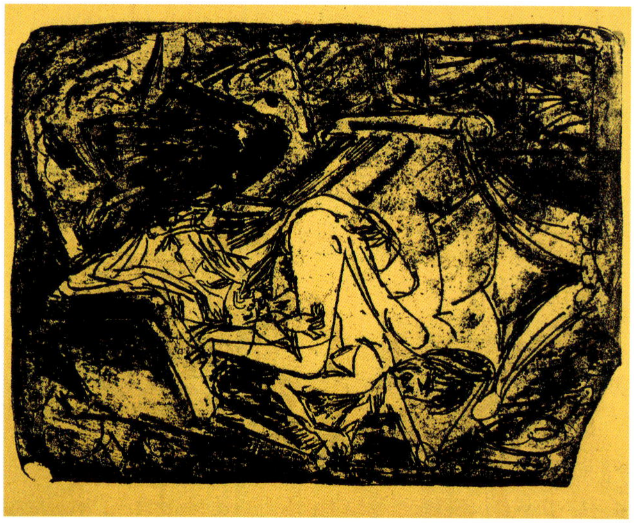

Folge von 8 Lithographien, 1915; Privatbesitz Schweiz

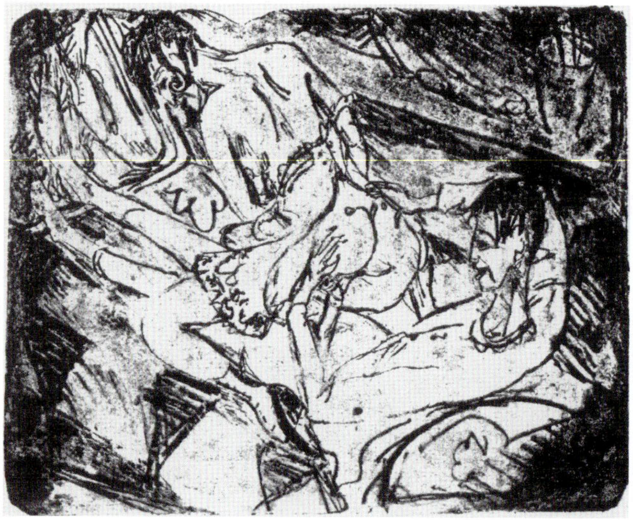

und Erna gestaltet er acht Blätter, die in ihrer zeichnerischen Meisterschaft und thematischen Dichte einzigartig dastehen. Vorbereitet durch Skizzen vor Ort, steigert er das Spektrum sexueller Erscheinungsformen noch einmal über das 1911 im Atelier Gesehene und Erlebte hinaus – um letztlich doch nur den ganz normalen Bordellalltag aufzunehmen, in dem der Masochist und der Sadist, der Busenfetischist und der noch anderen Praktiken zuneigende Kunde bedient wird. Dabei entsteht in Gegenwart von Gerda und Erna eine bisher unbekannt gebliebene Bleistift-Zeichnung mit vier masturbierenden Frauen und Männern.

Es fällt auf, wie sehr dieser gesellschaftliche Grenzbereich Kirchner anzog. Kommt er in eine Stadt, so sucht er das »Milieu«. An Erna schreibt er 1929 aus Berlin: »Hier in der Königsgrätzerstrasse nur alte Kokotten mit neuen Kleidern. Noch genau so wie früher: Herrchen, komm mit.« Wenige Tage später berichtet er aus Essen: »Als ich ankam ... rief mir eine Kokotte

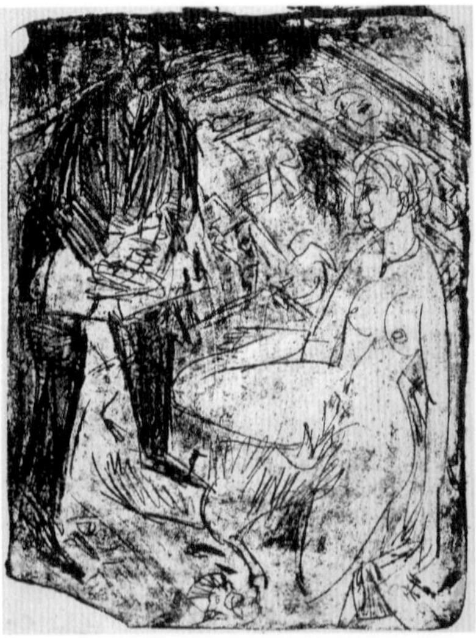
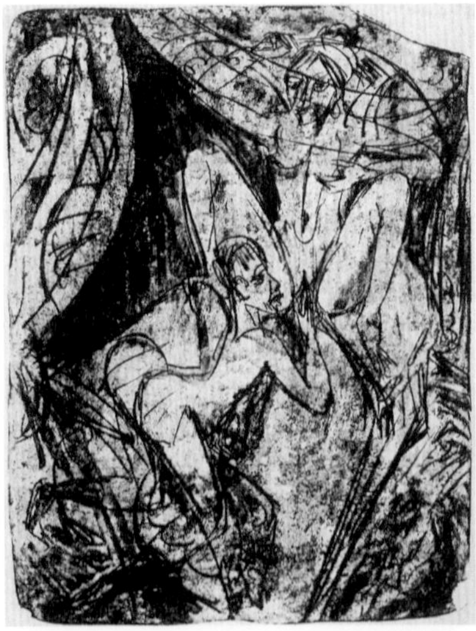
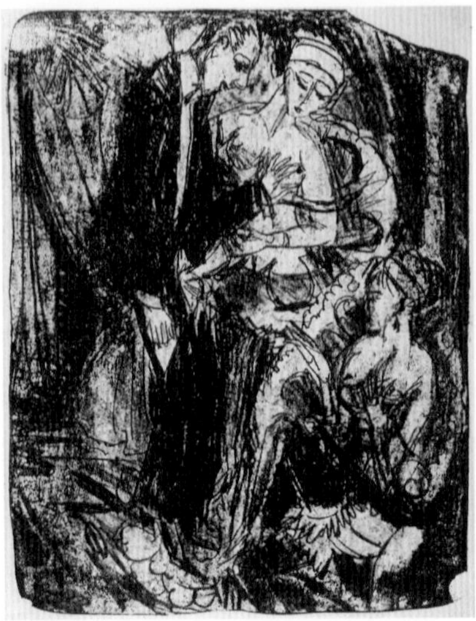
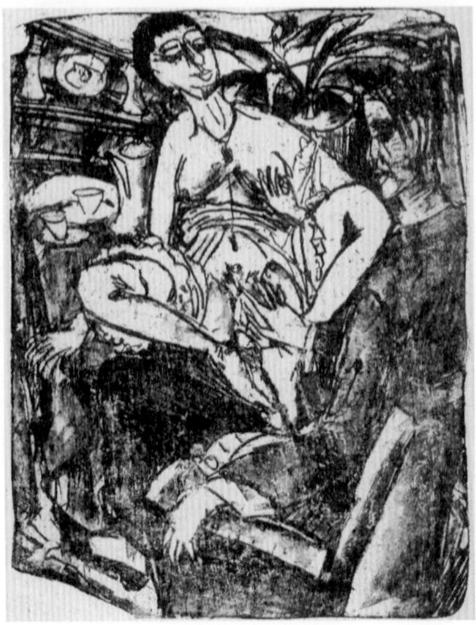
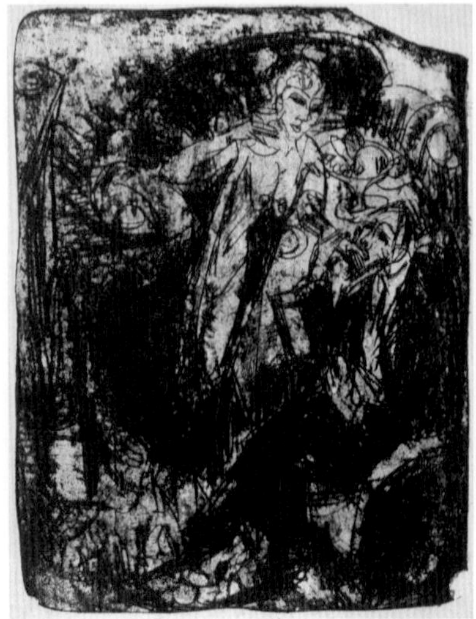

zu: ich begrüsse Sie in Essen, mein Herr ... Da spürte ich, dass ich ihr Maler bin.« Zwei Jahre später schildert er für Erna: »Der neueste Trick der Kokotten ist, einem jetzt nicht sich, sondern ein 15jähriges Mädchen ... anzubieten. Ulkig, was? Die Blonde von damals ist nicht mehr hier.«

Erna ist eingeweiht. Sie kennt sich aus. Wie sonst ist es zu verstehen, daß Kirchner sie »auf früher« anspricht und auf eine »Blonde von damals«?

Unbestritten ist die Kokotte für die ausgehende Kaiserzeit das Ereignis des Asphaltdschungels, ein bißchen romantisch, ein bißchen sentimental verklärt, zugleich knallharte Venus vulgivaga. »Der Hut ... ist gewöhnlich das Prachtstück. Das Gesicht ist mit Lilienmilch kalkweiß getüncht, Backen, Ohren und Kinn hat die Hasenpfote gerötet, die Lippen strotzen in fettem Karminglanz, um die Augen hat der schwarze Schminkstift dicke Ränder gezeichnet.«[11] Sie zählt zum Vergnügungsangebot auf den Straßen und Plätzen Berlins, eine grelle Blume im Warenkorb des zirkulierenden Geldgeschäfts.

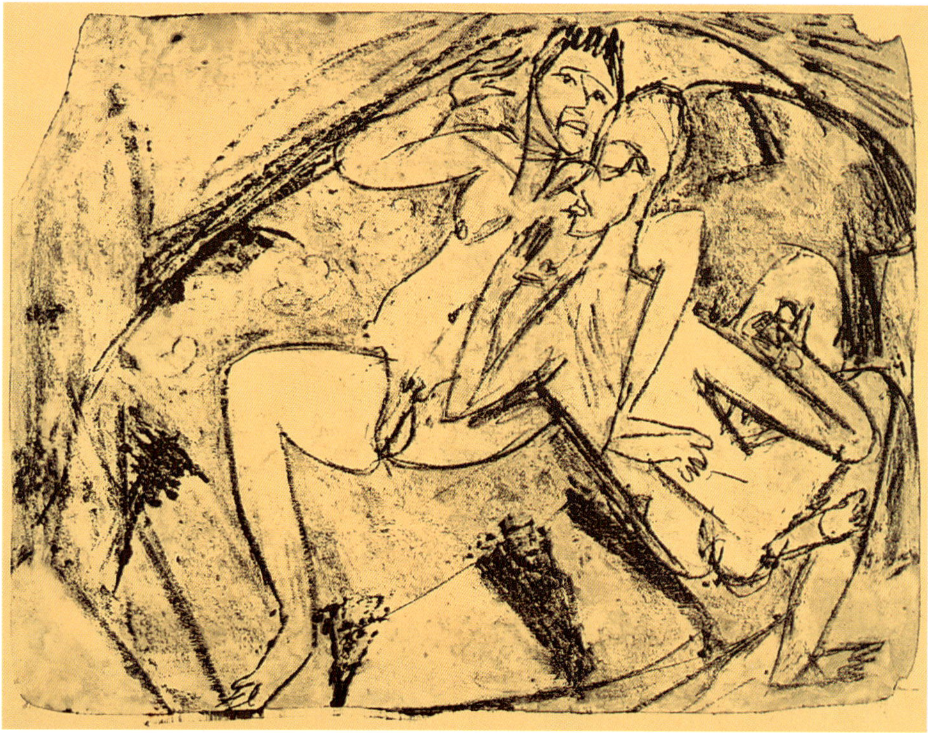

Der andere Busenfreier, 1915,
Lithographie, 32 x 42 cm;
Privatbesitz Schweiz

Glanz und Elend der Großstadt in einer Person, umschwärmt und verachtet, »hingewischt, beim nächsten Male weg.«

Otto Dix und George Grosz, Christian Schad, Karl Hubbuch und Rudolf Schlichter werden sie auch nach dem Ersten Weltkrieg noch so sehen. Kirchner bezeichnet sie als »Zeitfrau«. Ungewiß, was er damit meint. Frau auf Zeit? Frau der Zeit? Was sie tut, ist für Kirchner nicht negativ besetzt. Er wertet nicht, spricht nicht von verkommen, unmoralisch. Er akzeptiert sie in seinen Straßenszenen als Inkarnation der Großstadtweiblichkeit und eines neuen, selbständigen Frauentyps. Erna und Gerda verkörpern diese »moderne Körperform« in einem nüchternen und flüchtigen Geschlechterverhältnis. Hatte Kirchner Dodo einer Galerie der »Alten Meister« zugeordnet, so die Schwestern einer von Widersprüchen gehetzten Gegenwart. In der Begegnung mit ihnen durchlebt er Straße und Bordell, entwickelt eine »urbane Psychologie«, nutzt die in ihr zusammenfließende Spannung zur Entwicklung einer »vibrierenden Sprache von eigener Schönheit« (Moeller 1993).

»Wie konnten wir unempfindlich bleiben bei der frenetischen Aktivität der großen Städte, der völlig neuen Psychologie des Nachtlebens, der fiebernden Gestalten des Viveur, der Kokotte, des Apachen und des Trunkenboldes?« Diese Sätze, 1914 von dem italienischen Maler Umberto Boccioni formuliert, könnten von Ernst Ludwig Kirchner stammen.

Erna Schilling

Ernst Ludwig Kirchner kommt mit einunddreißig Jahren nach Berlin. Dort trifft er die Tänzerin Erna Schilling, die ihm bis zu seinem Tod Kameradin, Muse und Modell, Geliebte und »dritte Frau« bleibt.

Im Oktober 1911 übersiedelt Kirchner in die Metropole Berlin. Dort begegnet der unruhige, nach Erfolg und Anerkennung strebende Künstler schon bald der um vier Jahre jüngeren Erna Schilling. Sie tritt, wie auch ihre Schwester Gerda, in einem Nachtlokal als Tänzerin auf. Kirchner berichtet, wie Erich Heckel und er sie fanden. »Wir wollten nach Fehmarn zusammen und suchten nach noch einem Mädchen, das wir ausser der Sidi [Heckels Freundin] mitnehmen wollten. Ich fand eine kleine Tänzerin, die im selben Lokal wie Sidi auftrat. Heckel erfuhr durch Sidi, dass sie schwer krank gewesen wäre und sich jetzt erholen wollte und gerne mitginge, er sagte aber nie, was ihr gefehlt hatte, trotzdem ich danach fragte, sondern tat so, als ob es Bleichsucht und Unterernährung wäre und redete von der Not in ihrem Haus etc. Ich fand das Mädchen nett und bestellte es zu mir, um zu sehen, ob sie sich eignete resp. ihr Körper. Sie war sehr nett, gut gebaut und nur sehr elend und traurig. Wir hatten Sympathie für einander, und sie ging mit mir und lebte bis zur Abreise ganz bei mir. So kam, was zwischen Menschen zweien Geschlechtes natürlich ist, und ich war damals so ausgehungert nach Liebe und Verkehr, dass ich sehr froh war … Im Laufe der Zeit, als das Mädchen sah, dass es mir ernst mit ihr war, wurde sie sehr traurig und melancholisch und versuchte einmal, sich zu ertränken, und unter Tränen gestand sie mir, dass sie S.[yphilis] gehabt habe und Angst um mich habe und meiner nicht würdig sei etc. Sie war aber mit Salvarsan behandelt und auch sonst gut geheilt, dass ich gesund blieb und auch sie durch Sonne und Meer und gutes Essen und freies Leben immer wohler und kräftiger wurde.«

Erna Schilling hatte die härteren Seiten des Lebens gesehen. Das macht es ihr leicht, sich Kirchner anzuschließen. Ein frühes Photo zeigt sie mit ihm im Atelier, und eine Bleistift-Zeichnung aus dieser Zeit liest sich wie eine liebevolle Umarmung. In Erna findet der Maler den lang vermißten »Kameraden«, in den beiden Schwestern zwei Modelle, die ihm neue Möglichkeiten eröffnen: »Ich bekam den ersehnten Kameraden auch geistig, den ich bei den sächsischen Frauen vergeblich gesucht hatte, die wohl ein raffiniertes Liebesleben aber keine ebenbürtige Kameradschaft geben konnten. Das liegt wohl an der Rasse und an den Männern dieser Rasse, die mehr geil als hebend sind. Das in Berlin so viel stärkere und mutigere Erleben, diese freie Kameradschaft mit der Frau, die sich selbst vollkommen gab innerlich und äusserlich, gab so viel Anregung zum Schaffen, dass ich völlig allein aus diesem Leben heraus neue Form schaffen konnte und sie damals zu einer Bestimmtheit vortrieb, dass ich mit ihr ohne weiteres an die Spitze der damaligen Berliner Moderne treten konnte.«

Die erste Begegnung verklärt sich in der Erinnerung: »Ich vergesse nie die rührende Hingebung, die in der Bewegung lag, als ich ihr helfen wollte, die Bluse auszuziehen, als ich das erste Mal ihren Körper sehen wollte, um zu zeichnen. Es klingt vielleicht lächerlich, aber ich bin ungeheuer abhängig von der Körperform bei einem Menschen ... Er wirkt auf die Formen meiner Arbeit ein und beherrscht sie.«

Zuletzt berichtet Kirchner fünf Monate vor seinem Tod wie träumend: »Nur eine Sehnsucht hatte dieser Künstler, er hätte gerne einen Lebenskameraden gehabt, der sein Leben teilte und mit ihm schaffte. Da lernte er in einer Gesellschaft ein junges Mädchen kennen, ein stilles Mädel mit feinen geistigen Zügen trotz ihres einfachen Herkommens, und er verliebte sich in sie und sie ebenfalls in ihn. Es war eine Liebe auf den ersten Blick. Bald fanden sie sich, und das schöne Atelier hatte zwei glückliche Bewohner. Sie machte Stickereien, er half ihr dabei, und da sein Name schon bekannter war, nahm sie ihn als Künstlernamen an.«

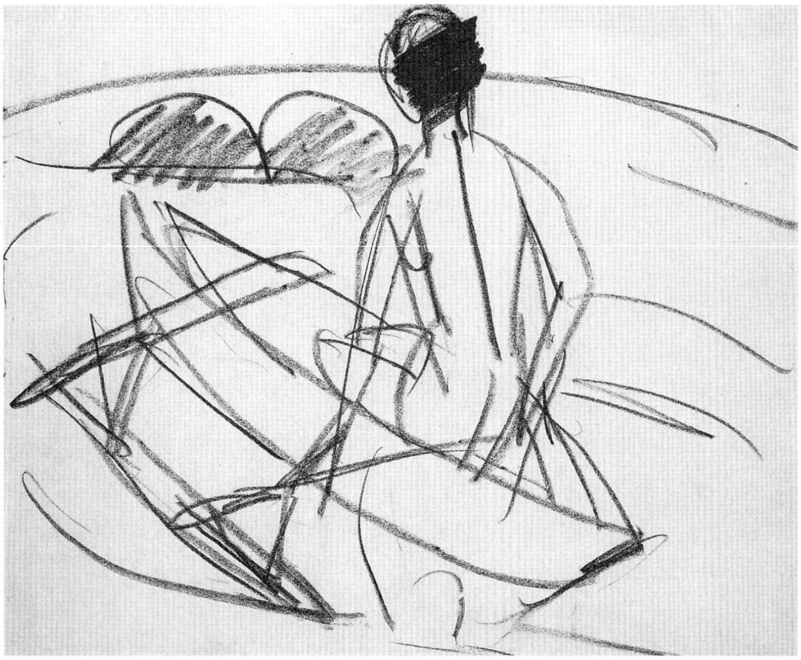

Nackte Frau im Boot (Erna), 1914,
Kreide, 40 x 49,5 cm;
Privatbesitz

Was sich im Rückblick zum Bild eines gelungenen Zusammenlebens idealisiert, gestaltete sich in der Wirklichkeit ganz anders. Wie ihre Schwester Gerda hatte auch Erna schon früh das elterliche Haus verlassen müssen. Sie dürfte damals kaum mehr als zwanzig Jahre alt gewesen sein, und ihr Lebensweg bis zum Sommer 1912, als sie Ernst Ludwig Kirchner traf, war sicher dem der Schwester nicht unähnlich: Tanzlokal, gelegentliche Prostitution, Geschlechtskrankheit. Als er sie aus dieser Umgebung herausholte, behandelte er sie nicht wie eine heruntergekommene Frau, empfand sie nicht als seiner »unwürdig«.

Es lohnt sich, dem Wort »unwürdig« nachzugehen: Am 25. November 1919 fragt Gustav Schiefler, Landgerichtsdirektor in Hamburg, mitten in der Arbeit am Werkverzeichnis der Druckgraphik Kirchners: »Gestern ist die Rolle mit dem Triumph der Liebe angekommen. Ich habe die Blätter mit großem Interesse gesehen, muß aber doch bitten ... mir für die Katalogbeschreibung ... Inhalt und Bedeutung ... zu skizzieren.« Zu dem Holzschnittblatt mit dem Titel »Die Besiegung des Weibes durch den Mann« bemerkt

Kirchner: »Das Weib fühlt sich des Mannes unwürdig und versucht sich zu töten.« Dieselbe Formulierung! Derselbe Gedanke? Hat die Beziehung Erna Schillings zu Ernst Ludwig Kirchner in solcher Verzweiflung begonnen?

Die neun Blätter des Holzschnitt-Zyklus »Triumph der Liebe«[12] lesen sich wie eine verschlüsselte Botschaft in letztlich eindeutiger Sprache: Die Liebe zueinander erwuchs aus einer Begegnung ›auf der Straße‹. Der Mann, Kirchner, erblickt eine Tänzerin, kenntlich an ihrem Spitzenrock, wie ihn Erna bei ihren Auftritten trägt. Eine große schwebende Hand zieht den Vorhang beiseite, hinter dem beider bisheriges Leben sichtbar wird: hier Kirchners Amouren, dort Ernas Zugehörigkeit zum Milieu (siehe S. 56). Er ist berührt, sucht sich in jäher Armbewegung vor dem grellen Licht, das von der erregten und erregenden Frau ausgeht, zu schützen. Beide sind durch die Vergangenheit belastet. Sie werden hin- und hergerissen sein zwischen Anziehung und Abstoßung. Der Wunsch nach Geborgenheit wird kollidieren mit dem Wunsch nach einer letzten Unnahbarkeitszone, in die auch der vertrauteste Mensch nicht eindringen darf.

Das folgende Blatt liest sich als versteckter Rapport ihrer Beziehung: Die Liebenden werden sich zueinander bekennen vor den Menschen, deren Spielregeln aber nicht einhalten: Erna Schilling und Ernst Ludwig Kirchner haben nicht geheiratet. Als Kirchners Mutter 1926 darauf dringt, er möge sein Verhältnis zu Erna nach vierzehn Jahren legalisieren, wehrt er ab. »Sie versteht nicht, daß unser Bund so viel höher steht.« Für Erna ist der Status einer Geliebten, eines Modells, in der bäuerlich geprägten Umgebung von Frauenkirch nicht einfach. Auf zahlreichen Gemälden und Papierarbeiten ist sie nackt zu sehen. Das liefert sie dem Gerede der Leute aus. Eskapaden wie Nacktbaden im Stafelalptobel, der Besuch der Tänzerin Nina Hard kommen hinzu, komplettieren die ›Skandalchronik‹.

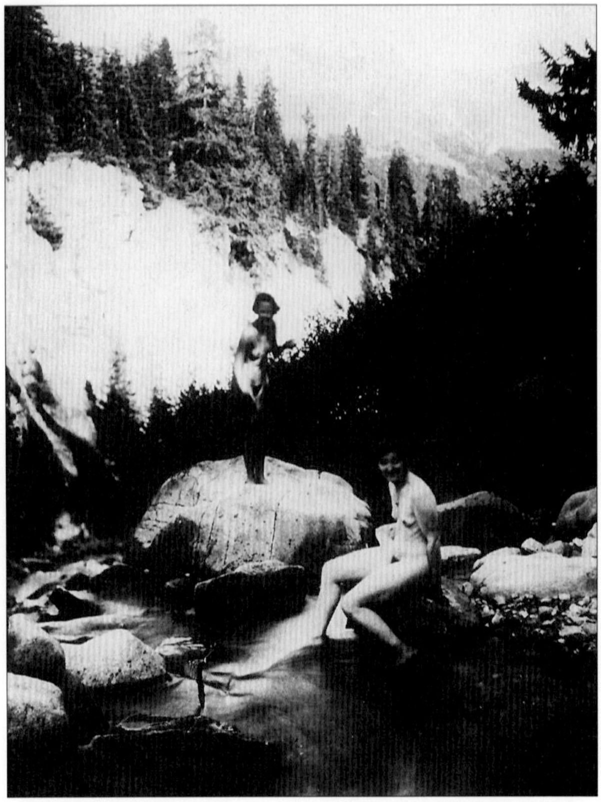

Erna Kirchner und Nina Hard im Stafelalptobel, Photographie, 1921

Mit dem Holzschnitt »Besiegung des Weibes durch den Mann« ergreift Kirchner einen zentralen Bereich aus der Zeit ihres Kennenlernens in Berlin und der gemeinsamen Wochen auf der Insel Fehmarn. Für Erna ging es damals darum, ihre »Unwürdigkeit« zu überwinden, die Gedanken an Trennung und sogar Tod. Zugleich begegnet ihr in Kirchner ein Mann, der »ausgehungert war nach Liebe und Verkehr«. Diese bedrängende Sexualität mag sie an abstoßende Erlebnisse erinnert haben, vielleicht an Situationen voller Demütigung und Gewalt. Kirchner ahnt das, spricht es an in der Metapher der

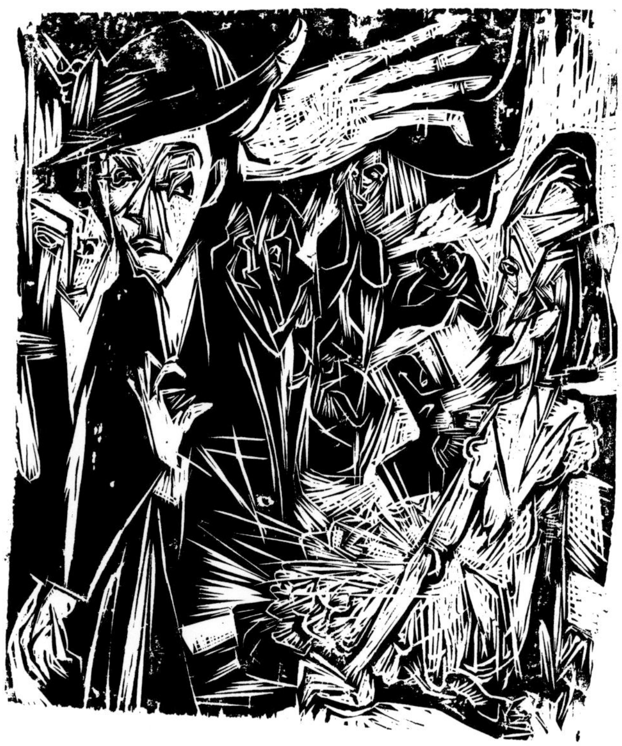

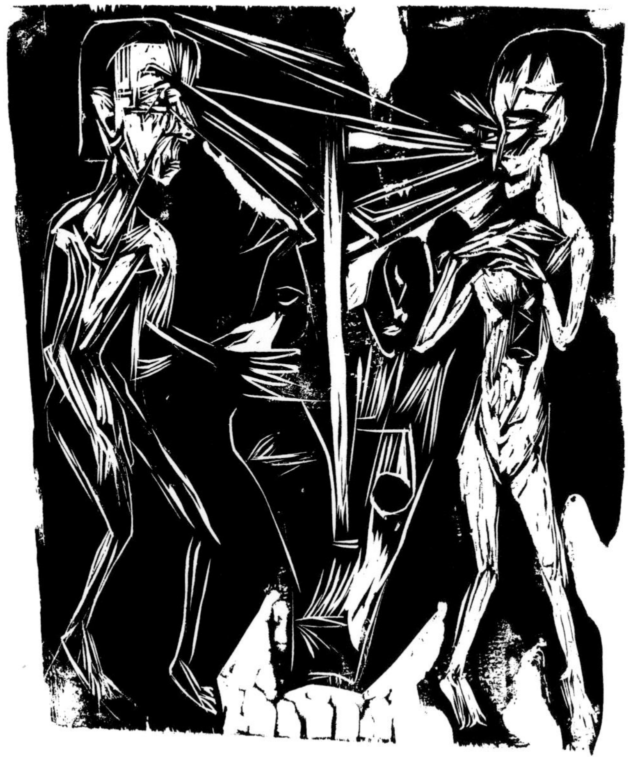

links: *»Die Begegnung von Mann und Weib«*,
rechts: *»Die ewige Sehnsucht«*,
aus *»Triumph der Liebe«*,
1918,
Folge von 8 Holzschnitten;
Städelsches Kunstinstitut und Städtische Galerie, Frankfurt am Main

Vögel und des Vögelns. Zugleich hält der Mann die Frau im Leben zurück. Er rettet sie – eine Rolle, in der sich Kirchner gefiel. Ungeschriebenes Gesetz aber dabei blieb: Die Faszination der Frau liegt in ihrer erfahrbaren Körperlichkeit. Die Frau öffnet ihm in ihrer körperlichen Hingabe jene Dimension, durch die er einer größeren Wirklichkeit begegnet. In jeder Frau wohnt das »Reich der Mütter«, im Holzschnitt angedeutet in einem kleinen Kopf hinter Eva. Die geschichtliche Tiefendimension aller Herkünfte tut sich auf.

Den Holzschnitt »Die Entselbstung des Mannes« kommentiert Kirchner mit der Feststellung: »Er bringt dem Weibe den Mann ihrer Sehnsucht und bezwingt dadurch seinen Drang nach dem Besitz des Weibes.« Das ist eine für Kirchner geradezu tollkühne Einsicht. Er schneidet ins Holz, was er ertragen muß: Die geliebte Frau in Umarmungen mit anderen zu sehen. Der im Mittelteil des Blattes angelegte Akt hält diese schmerzhafte, aber unerläßliche Erfahrung fest. Damit ähnelt er einer Szene aus der achtteiligen Folge erotischer Lithographien des Jahres 1915.[13] Konkret mag Kirchner vor der Frage gestanden haben: Was macht Erna, wenn sie nicht in Frauenkirch ist, sondern in Berlin? Kehrt sie ins Milieu zurück? Geht ihre Freiheit ebensoweit wie die, die er beansprucht? In einer Anspielung auf phallische Formen – Dampf, Giraffe – und die ungestüme Sexualität des Löwen erinnert er sich seiner Nähe zu den Kokotten, die er aufsucht, wo immer er sie auf seinen Reisen findet. Doch was er auch tut – ob er Erna und sich Freiheiten zugesteht oder nicht –, geliebt hat er nur seine Kunst. Erna und Kirchner gehören zusammen, aber das markiert kein Besitzverhältnis. Jeder behält sein eigenes Leben – auch mit anderen Partnern.

Wie Kirchner das versteht, verdeutlicht das Blatt »Die Entselbstung des Weibes«. Hier führt die Frau dem Mann eine üppige, jüngere Geliebte zu. In der Sprache Kirchners: »Sie macht ihm das, was ihr fehlt, in anderen Frauen zugänglich.« Seine Begründung: Er benötige die erotische Anregung für sein künstlerisches Werk. Eine Trennung von Modell und Geliebte hat er nie akzeptiert. Was er zum Schaffensakt brauchte, erwuchs nicht zuletzt aus dem Geschlechtsakt. Kirchner erwartet, daß Erna das versteht, ja sogar unterstützt, indem sie ihm bei der Suche nach geeigneten Modellen hilft. »Sie brachte ihre Schwester und andere Frauen und entkleidete sie, damit ich mehr Körper haben konnte.« Tut sie das nicht, greift er selbst zu, holt 1921 Nina Hard ins Haus »In den Lärchen«, die ihm »tausend Ideen gab für Bilder«, sich ohne Prüderie seinen Wünschen fügt. Erna schickt er derweil nach Berlin.

Die Konstante aber in allen wechselnden Beziehungen von Mann und Frau ist ein, wie Kirchner es formuliert, »Kamerad.« Das letzte Blatt der Holzschnittfolge »Triumph der Liebe« formuliert »Die ewige Sehnsucht«. Dabei geht es um das Gleichgewicht von Bindung und Unabhängigkeit. Die Unantastbarkeitszone ist angedeutet in einer Maske, die sich zwischen Mann und Frau schiebt und einen unbetretbaren Bezirk ausgrenzt. Sie sind getrennt, gehören eigenen Welten an. Und sie gehören zusammen. Aber die völlige Verschmelzung zu »einem Fleisch« ist nicht erreichbar, und wenn, dann nur für wenige ekstatische, kairologische Momente außerhalb der meßbaren, linear fortschreitenden Zeit. Gerade diese aber ›benützt‹ Kirchner für seine Kunst, springt auf und zeichnet. »Oft stand ich mitten im Coitus auf, um eine Bewegung, einen Ausdruck zu notieren.« Er zerbricht damit die eben in gemeinsamer Hingabe betretene Brücke, instrumentalisiert sie und verweigert sich – um der Kunst willen, um des künstlerischen Schaffens willen. Die Begründung dafür mag für ihn hinreißend sein; für den anderen, für Erna, ist sie eine Zumutung, eine Demütigung. In einem Skizzenbucheintrag von 1919 bekennt sich Kirchner zu seiner künstlerischen Aufgabe, die zugleich jede Rücksichtslosigkeit gegen Menschen einschloß: »Die Malerei ist eine heissblütige Geliebte, mit tausend Schmerzen umwerbe ich sie, aber sie giebt auch Stunden wie ein süsses geliebtes Weib in heller Sommernacht, die süsse vollkommene Einheit … Das ist allein Lohn der Schmerzen.«

Wie sich Kirchner in der Holzschnittfolge »Zwei Menschen« Klarheit verschafft über seine Liebe zu der Varietétänzerin Line, so nun in der Holzschnittfolge »Triumph der Liebe« über das, was ihn mit Erna Schilling verbindet. Es ist, als nähme er die kommenden zwanzig Jahre bis zu seinem Tod im Jahr 1938 vorweg.

Wie hatte alles begonnen? Der gemeinsame ›Einstand‹ auf der Insel Fehmarn im Sommer 1912 findet, von Alltagssorgen unbelastet, in sonntäglichen Paradiesen statt. Die beiden Stadtmenschen quartieren sich nach einer Bahnfahrt Berlin-Lübeck bei dem Leuchtturmwärter von Staberhuk, Niko Lüthmann, seiner Frau und ihren acht Kindern ein. Sie bewohnen ein Zimmer, versorgen sich selbst, frühstücken aber wiederholt mit der vielköpfigen Familie und freunden sich mit den Kindern an, vor allem mit der elfjährigen Dora und der zehnjährigen Frieda. Beide Mädchen sind auf einigen Arbeiten zu sehen, darunter der Lithographie »Dora aus der See steigend«. Der abgelegene Südostwinkel der Insel erlaubt, nackt zu baden, was Kirchners Plänen, Akt in freier Natur zu zeichnen und zu malen, entgegenkommt. Am Tag der Abreise, dem 16. August 1912, kann der Künstler, der täglich zum Erstaunen des Leuchtturmwärters zwischen fünf und sechs Uhr morgens aufsteht, sich am Brunnen wäscht und mit seiner intensiven Arbeit beginnt, auf vierunddreißig Gemälde blicken.

Ein Jahr später reisen Erna und Kirchner schon im Mai an, begleitet von zwei Mal-Schülern: Hans Gewecke und Werner Gothein. Wieder beziehen sie bei der Leuchtturmwärterfamilie Lüthmann das Giebelzimmer, das Kirchner als »Turmzimmer« bezeichnet. Der Maler fühlt sich wohl. »Oh, Staberhuk, wie bist du herrlich, ein Glück im Winkel friedlich schön.« Ausdruck findet die Stimmung dieses Sommers in dem Gemälde »Erna mit Japanschirm«, ein helles, lichtdurchflutetes Bild.

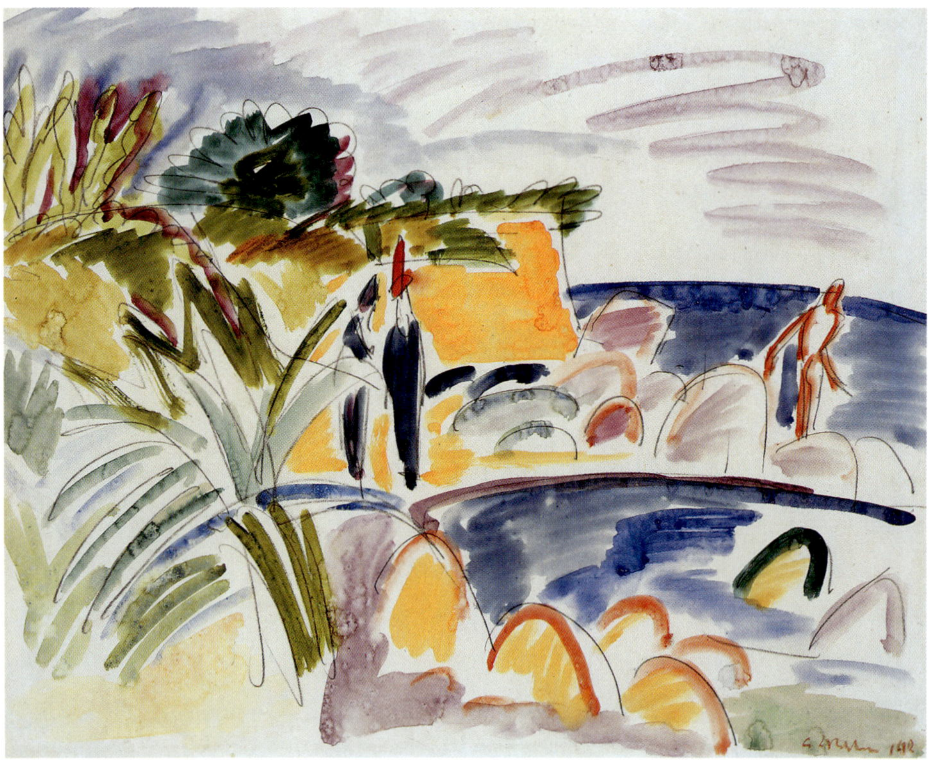

Strandszene auf Fehmarn, 1912, Aquarell, Bleistift, 45,9 x 58,5 cm; Kupferstichkabinett, Staatliche Museen zu Berlin

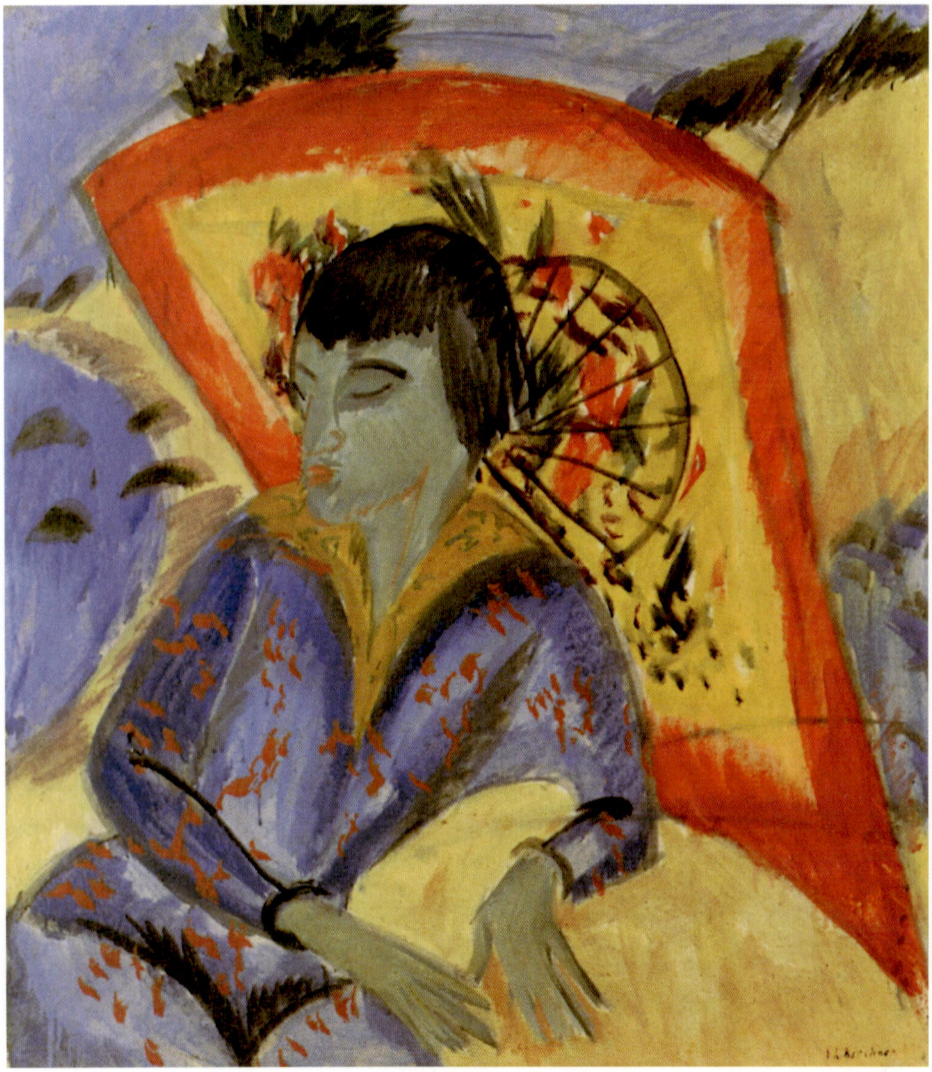

Erna mit Japanschirm (Japanerin), 1913,
Öl auf Leinwand, 80 x 70 cm;
Aargauer Kunsthaus,
Aarau/Schweiz

Kirchner hat am Strand aus den Planken des gestrandeten Schoners »Marie« eine Hütte gebaut. Das harte Eichenholz benutzt er auch für Schnitzarbeiten, darunter ein Porträtkopf »Erna«. Als Ende September der Abschied von Fehmarn herannaht, hat er »den wohl glücklichsten und fruchtbarsten Sommer auf der Insel verbracht. Das Wetter war viel schöner gewesen als im Vorjahr« (Reinhardt 1977). Kirchners Lebensfreude springt über in Schaffensfreude. Achtundsechzig Gemälde entstehen.

Tiefen Eindruck muß ein zwanzigjähriges Mädchen mit Namen Catherina, eine Verwandte der Familie Lüthmann, auf ihn gemacht haben. Seine Empfindungen sammeln sich in einem Liebesgedicht: »Lass die Leuchte ruhen; Catherina! … Ich ruhe im Dunkeln, Catherina!«

Und auch 1914 zieht es Erna Schilling und Ernst Ludwig Kirchner in ihr Ostsee-Paradies, ein letzter, unbeschwerter Sommer mit Temperaturen bis zu dreiunddreißig Grad. Kirchner schlägt ein Boot aus einer Pappel. Einer Bekannten in Frankfurt berichtet er: »Wir fahren mit einem selbstgebauten

Kanu.« Die erst kürzlich vom Münchner Auktionshaus Ketterer angebotene Zeichnung »Nackte Frau im Boot (Fehmarn)« hält die Szene fest.

Dieses friedliche Abseits beendet jäh der Ausbruch des Ersten Weltkriegs am 1. August 1914. Sie müssen die Insel verlassen, da sie zum militärisches Sperrgebiet erklärt wird. In der Hektik verhaftet man sie als russische Spione, und erst nach telephonischer Rücksprache mit Herrn Lüthmann kommen sie frei, ein Erlebnis, das Kirchner sehr verunsichert.

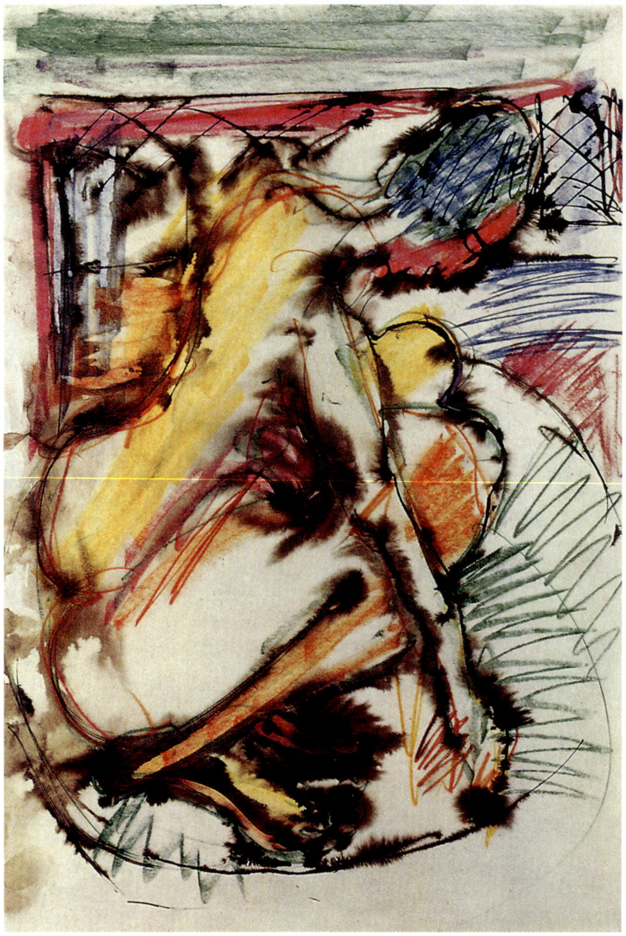

Nackte Frau im Tub,
um 1923,
Tusche, Aquarell und Farbstift,
52 x 36 cm; Privatbesitz

Ein ungewisses Leben liegt nun vor ihnen – anders als die friedlichen Anfänge ihrer Liebe. Ernst Ludwig Kirchner wird eingezogen, erkrankt, schleppt sich von Sanatorium zu Sanatorium, bis er 1917 nach Davos in die Schweiz und schließlich nach Frauenkirch gelangt, sich erholt und bleibt. Erna lebt derweil in Berlin, achtet auf das Atelier mit den Bildbeständen. Wovon lebt sie? Daß Ernst Ludwig Kirchner ihr menschlichen Halt gegeben, Verantwortung übernommen, finanziell für sie eingestanden hätte, davon kann keine Rede sein. Die aus dem Zusammenleben sich für ihn ergebenden Verpflichtungen erfüllt er zu keiner Zeit. Er hatte schon in der Dresdner Zeit darauf geachtet, eher unterstützt zu werden als selbst zu unterstützen. Für Kirchner war allein die ungestörte Arbeit wichtig. Erna ist in Berlin und Frauenkirch ganz auf ihn angewiesen. Sie bleibt Gast. Sie hat bei ihm ein Zimmer – aber kein Zuhause. Sie bekommt von ihm Geld für Einkäufe, auch für Kleidung, ohne daß sie Anspruch darauf erheben dürfte. In den Skizzenbüchern finden sich immer wieder Eintragungen mit Datumsangaben über unterschiedliche Summen, die er ihr gab, wann es ihm ge- und einfiel. Was sie braucht, bestimmt er; wann sie es braucht auch. Alles ist geregelt – in seinem Sinne. Er kann sie jederzeit fortschicken. Mitte 1919 kommt es zu einer solchen Situation. Zunächst überfallen ihn wehmütige Erinnerungen an Dodo. Dann äußert er mit Blick auf Erna: »Muß das bissel Coitus wirklich sein? Aber wo finde ich den Menschen, dem ich verstehend restlos mich geben kann?« Er sucht er die Gegenwart ab nach »Inspiration«. »Die Magd sah toll interessiert aus. Sie malen, durch die belebenden Visionen gehend. Was hat sie für einen zarten Körper, beinahe wie Fränzi, nur älter. Ich wäre nicht abgeneigt, wenn mein Cerberus klüger wäre.« Er erwartet mithin, er verlangt geradezu, daß Erna zurücksteht und gleichsam Platz macht für eine »belebende Vision«. Er fordert ihr das ab, was er ein Jahr zuvor in der Holzschnittfolge »Triumph der Liebe« als »Entselbstung des Weibes« charakterisiert hatte: Erna soll ihm, um der Kunst willen, das, was ihr fehlt, in anderen Frauen zugänglich machen. Als sie das nicht erfüllt, konstatiert er: »Ärger mit Erna. Zu schade, daß kein geistiger Kontakt mit diesem braven Kinde zu erhalten ist.« Dann überspringt er die Situation: »Manchmal doch Sehnsucht nach einer feinen Frau. Erna trotz guten Charakters auf die Dauer nicht trätabel, sich selbst überlassen, bricht das Ordinäre immer mehr durch.«

Als ihre Abreise nach Berlin heranrückt, streiten in Kirchner Anziehung und Abstoßung. »Erna geht am 12. September, ich werde einsam sein.« Wieder kämpft er mit der Erinnerung an Dodo. Im Vergleich zu ihr empfindet er Ungenügen an Erna – geistig und körperlich: »Mir fehlt eine gebildete Frau zur Ansprache sehr sehr. Abends geschwiegen von nichts. Erna gut und zuverlässig, aber geistig zu schwach.« Dann klagt er über die körperliche Seite: »Die erste Bedingung für das Liebesleben ist doch, dass eine Frau sauber ist, sonst ist es eine Schweinerei.«

Es mag sein, daß Kirchner mit Erna über alles dies gesprochen hat. Ihre Reaktion trifft ihn dann unvermittelt: »Erna wieder einmal ganz meschugge, ich möchte wissen, ob sie etwas nimmt.« Bei einem Spaziergang spitzt sich die Lage zu: »Es hätte schön sein können, wenn ich nicht so genau sähe, was ihr alles fehlt, was ich versuchte zu erziehen.« Sehr deutlich wird, daß Kirchners Frauenbild geprägt ist von einem »Pygmalion«-Effekt. Kirchner sah das Theaterstück gleichen Namens von George Bernard Shaw 1926 in Dresden und notierte: »Die Entwicklung eines Mädchens aus dem Volke zu einer grossen Dame. Ein Problem, wie wir es ja erlebt haben.« Nach seinen Vorstellungen ist die Frau letztlich ein Produkt der Erziehung durch den Mann. Er weist ihr den Platz zu in Küche und Atelier. Schließlich wurden die Spannungen unerträglich. »Großer Kampf mit Erna am Abend um die immer gleichen Dinge. Ich bin zu müde dafür. Es wird nichts aus ihr. Nun, sie geht Montag. Ich hoffe dann wieder meinen Frieden zu haben.«

Dann steht nach Zank und Unruhe der Tag ihrer Abreise fest. Am 20. Oktober notiert er: »Nun ist sie fort. Diesmal fällt mir der Abschied schwer. Es ist so viel zerstörte Hoffnung, die ich damit zu Grabe trage … Ich habe sicher viel Schuld … Und doch muß ich dem Werk leben und alles ausschalten, was es hemmt. Ich habe ja nichts sonst.«

Seine innere Zerrissenheit bekämpft Kirchner, indem er Erna schreibt. Zudem schnitzt er für sie ab November 1919 ein Bett. Dann beunruhigen ihn Ernas Briefe: »Erna wird wieder sehnsüchtig. Es ist eine Tragik mit diesem Menschen.« Sie kommt zurück. Erna und Kirchner erreichen allmählich ein schwebendes Gleichgewicht von Bindung und Unabhängigkeit. An Albert

Müller, einen befreundeten Schweizer Maler, schreibt er 1926 resümierend: »Ehe Erna begriff, was ihre Aufgabe in unserem Leben ist, hat es manchen Kampf gegeben. Du kannst es aus meinem Holzschnittzyklus ›Triumph der Liebe‹ sehen, wie weit und wie schrecklich die Kämpfe waren.« Nach dem Umzug in das »Wildbodenhaus« 1923 finden sie eine Basis, die es sogar zuließ, Ernas Vater einzuladen. »Wir leben in Frieden und schaffen so viel es geht ... Mancher Mensch kommt spät zu Verstand. So erging es wohl mir und ihr.« Erstmals empfindet er eine gewisse Verantwortung für sie: »Ich bin besorgt, daß sie nicht zu sehr von den Brüdern [Walter und Ulrich] gedrückt und geschädigt wird ... Sie hat soviel erduldet und ausgehalten, daß sie wirklich ein ruhiges Alter dafür beanspruchen kann.« Er denkt auch darüber nach, ob er ihr die Sicherheit einer bürgerlichen Ehe geben soll, verwirft dann aber diese Absicht: »Trennen kann uns auch so nur der Tod, denn das gemeinsam Erlebte bindet ja stärker als alles andere.«

Die zunehmende Verbundenheit verändert Erna. Sie »wacht auf und redet sehr verständige Sachen über meine Arbeit«. Kirchner spricht sie in Briefen an als »Mein Kind«. Er kann es aber nicht lassen, sie wegen ihrer Fehler und Wiederholungen in ihren Briefen zurechtzuweisen. Er mäkelt an ihrer Schrift herum. Gleichwohl gilt ihr seine Sorge. Nach Berlin schreibt er ihr im Juni 1928: »Ich wollte, daß Du bei dem alten Sanitätsrat, wo Du mit Gerda warst, die Blutuntersuchung machen liessest. Gut ist es jedenfalls, auch wenn ich sicher glaube, dass nichts vorliegt. Du könntest ihn nach den Pickeln auf dem Rücken fragen und wegen des Schweisses, den Du früher nicht hattest ... Ich bin sehr einsam, man ist so aneinander gewöhnt, dass einem der andere doch sehr fehlt ... Wir leben ja auch sehr gut miteinander und kennen die perversen Abneigungsgefühle der staatlichen Ehen nicht. Meine Mutter wird sich oft im stillen wundern, dass alles so gut geht bei uns.«

Der Zusammenhang liegt auf der Hand: Gerda war 1923 an den Spätfolgen der Syphilis gestorben. Es ist vorstellbar, daß Kirchners Sorge in diese Richtung geht. Verschleiernd spricht er oftmals von »der Krankheit«. Erna und Kirchner sind geschwächt durch frühe gesundheitliche Einbußen. In manchem Winter verläßt Erna wochenlang kaum das Bett. 1931 wird ihr ein »kinderkopfgroßes Myom« entfernt. Oft ist sie nicht in der Lage, den kleinen Haushalt zu versorgen. Kirchner engagiert gutgemeint eine Hausgehilfin, was Ernas Zorn – sie weiß, was damit auch und vermutlich vor allem verbunden war – hervorruft: »Es ist wirklich Unrecht von Dir, mir immer Menschen aufzuladen ... Jetzt bin ich nicht nur Dein Sklave, sondern auch noch der der ›Hausgehilfin‹, herrlich.« Er wiegelt ab: »Eben habe ich gefühlt, wie unendlich fern geistig ein Mann und eine Frau sind, weil Du denkst, dass Du hinter dem jungen Mädchen zurückstehst ... Ach meine gute Erna, Du hast soviel Hirngespinste jetzt, es genügte doch wirklich als weibliche Eigenschaft, dass Du ein raffiniertes Vötzchen hast, auf dem wir beide stark und gut spielen können, musst Du denn durchaus auch noch die anderen Weibeigentümlichkeiten zeigen? … denke auch immer, dass wahrscheinlich mein Leben zu Ende wäre, wenn ich Dich verlöre. Schwer war es, meine Mutter zu verlieren, mit der mich doch nur die Nabelschnur und Charakter verband, bei uns, wo Erotik und Geistiges das innere Band ist, wo unser Lebensnerv durch die Jahre gemeinsamen Lebens und Anschauen des Erlebens so untrennbar verwachsen ist, würde eine Trennung Tod bedeuten, und doch haben wir beide noch soviel zu geben. Siehst Du, im Geistigen und Künstlerischen hast Du mich so verwöhnt, dass ich wohl kaum je einen anderen Menschen finden würde, der so nahe und so tief an die Wurzel meines Schaffens rühren könnte wie Du. Ist das nicht ein bischen mehr als einen guten Kaffee kochen?«

Es ist davon auszugehen, daß Kirchner seine Schmeicheleien sehr gezielt einsetzt. Sie spiegeln keineswegs seine innere Einstellung zu Erna wieder. Er täuscht sich geradezu leidenschaftlich gern, spielt den Besorgten, den Liebhaber. Er weiß, daß Erna ihm schon aufgrund der langen gemeinsamen Zeit und der durchgestandenen Kämpfe nützlich ist. Wohl kaum eine andere Frau würde seine Launen mittragen. In seiner geistigen Überlegenheit kann er sie lenken, wohin er will. Und das bedeutet ihm viel.

Er umgarnt sie, wenn sie abwesend ist, mit Briefen: »Du weißt doch, dass Du mir Glück gebracht hast. Von der Stunde an, als Du in mein Atelier tratest, ging es doch vorwärts und die Not wich. Und wie sehr waren wir damals 1912 herunter damals beide.« Ist sie anwesend, ändert sich alles. Sie muß sich seinem Arbeitsrhythmus unterwerfen. Lise Gujer beobachtete, wie Kirchner Erna im Oktober 1921 nach der Abreise von Nina Hard zwang, nackt durch den eiskalten Wald oberhalb des Hauses »In den Lärchen« zu

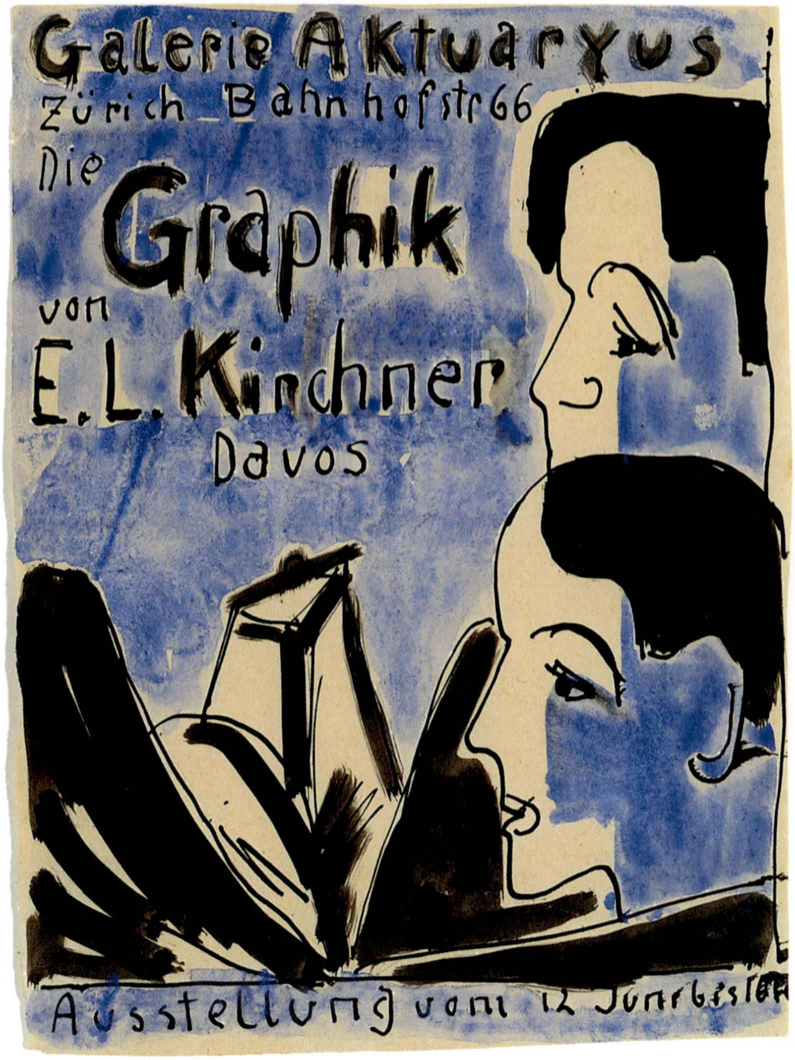

Aquarellstudie zum Plakat der Ausstellung »Die Graphik von E. L. Kirchner, Davos«, Galerie Aktuaryus, Zürich, 1927; Kirchner Museum Davos

laufen, um ihm eine »Anschauung vom Akt in freier Natur« zu vermitteln. Die Wirkerin seiner Teppiche überwand diesen Schock erst, als sie die verborgenen, menschenfreundlicheren Seiten seines Wesens kennenlernte. Er spricht nicht ehrlich von seinen Gefühlen zu Erna, wenn er am 7. September 1930 dem Arzt Dr. Stephan Wieser in Horgen am Zürichsee mitteilt: »Sie ist seit bald 20 Jahren mein bester Freund, meine Venus, meine Wahlgöttin und mein Spiegel, mein wahrer Kritikus, kurz alles, was ich im Leben brauchte und unser gegenseitiges Verhältnis wird mit jedem Tage immer wieder neu und anders, je nachdem wir auf der Leiter menschlicher Entwicklung vorwärts kommen.« Es mag sein, daß er nach außen diesen Eindruck vermitteln wollte. Es mag auch sein, daß er sich in dieser letztlich jeden Tag und jede Nacht bestimmenden Frage »Was bedeutet Erna für mein Leben?« gern belog, weil er sonst der bitteren Wahrheit gegenübergestanden hätte. »Ich habe das Gefühl unendlichen Dankes gegenüber dieser Frau, die Pflicht, ihr nach meinen Kräften zu vergelten, was sie selbstlos und treu an mir tut, aber Liebe, dieses rest- und kritiklose Gefühl zweier Menschen gegeneinander, das habe ich nicht, das kann ich nicht haben. Dieses Gefühl ist in meiner Tätigkeit aufgegangen.« So glutvoll seine Skizzen, Aquarelle und Pastelle der ersten Berliner Zeit und der Sommermonate auf Fehmarn sind, so gekonnt und erarbeitet, theoretisch untermauert und experimentell überlagert wirkt vieles, was entstand, als sich die Quellen der Inspiration und die Pforten der Ekstase schlossen. Leben, so wie er es verstand, war das nicht. Was konnte er, dem die Kunst alles bedeutete, noch erwarten?

Rätselhaft und ungeklärt sind die Umstände des Todes von Ernst Ludwig Kirchner. Welche Rolle spielt Erna in diesem Drama? Als er sich am 15. Juni 1938 erschießt, ist er nach allem, was bis heute bekannt wurde, völlig verzweifelt. Warum? Und warum trägt er einen Revolver bei sich? Trifft es zu, daß er seine »Kameradin« Erna zu einem gemeinsamen Ende veranlassen wollte? Warum geht er diesen letzten Schritt, als sie ablehnt, dann doch und allein? Erna schreibt neun Tage nach Kirchners Tod an den Sammler Dr. Carl Hagemann: »Hier hat sich in aller Stille seit Monaten eine Tragödie vollzogen. Die Diffamierung in Deutschland mit der erfolglosen Novemberausstellung in Basel ... hat ihn am 15. Juni dazugebracht seinem Leben selbst ein Ziel zu setzen. Erlassen Sie mir Einzelheiten. Er hat grausam gelitten, bis er sich zu diesem Entschluss durchgerungen. Gott sei Dank traf er sich mit einem Herzschuss so gut, daß er sofort tot war. Im Tode wurde das Gesicht ruhig und heiter, sodaß ich ihm den Frieden gönnen muß.«

Sein letztes Skizzenbuch nahm sie an sich und kritzelte mit zitternder Hand auf die vordere Innenseite: »Das letzte Skizzenbuch welches Ernst auf sich trug 15. Juni 38«.

Vier Monate später schrieb der Hamburger Landgerichtsdirektor Gustav Schiefler, der wie keiner vertraut war mit dem Werk Kirchners, an Edvard Munch: »Sie werden gehört haben, daß Kirchner aus dem Leben ging, da er die Last der heutigen Zeit hat nicht tragen können.«

Es gibt eine Zeugin jener »Tragödie«, Barbara Rüesch, die damals sechzehnjährige Nachbarstochter, die Kirchner als »blondgelockte Kleine« oftmals skizzierte. Zu ihr, die etwa vierhundert Meter vom »Wildbodenhaus« entfernt wohnte, kam an diesem Morgen in Abwesenheit der Eltern Frau Kirchner, um zu telephonieren. »Sie wollte den Arzt vom Sanatorium Turban sprechen und musste sehr lange warten, da er auf der Visite war. Auf einmal, ohne anzuklopfen, was sonst nie der Fall war, kam Herr Kirchner ohne Gruss in die Küche und fragte: ›Wie spät ist es?‹ Ich antwortete 10 Minuten vor 10. Er war sehr erregt und trug hohe Schuhe mit Wadenbinden. Ich hatte ihn noch nie so gesehen. Ohne etwas weiteres machte er die Türe wieder zu. Herr Kirchner und seine Frau sprachen im Korridor sehr laut miteinander, was sonst auch nicht seine Art war. Es war einfach etwas aussergewöhnliches, das spürte ich, horchte aber nicht, weil es mir zu peinlich war. Als dann Frau Kirchner nur noch weinend sprechen konnte, passte ich doch ein wenig auf und hörte wie er immer wieder sagte ›Es ist zu spät, es hat keinen Zweck, es ist zu spät, in 10 Minuten bist du wieder Fräulein Schilling.‹ Dann schlug er die Haustür zu und Frau Kirchner öffnete die Küchentür, und sagte: ›Gehe Herrn Kirchner nach, ich muss immer noch warten, wo ist denn nur dieser Herr Doktor?‹ Als ich zur Haustüre hinauskam begegnete ich dem Postboten, Herrn Tanner … Bevor ich die Post in Händen hatte hörten wir einen Schuss. Zuerst, ganz erstaunt was geschehen sei, drehte ich mich zu Frau Kirchner. Sie hatte es ebenfalls gehört. Dann nochmals ein Schuss. Zum Glück war der Postbote bei uns. Welch ein Anblick bot sich uns um die Hausecke unter dem Garten. Ich kann es nie mehr vergessen. Das Blut quoll fast schwarz durch die Kleider. Herr Tanner und ich stützten Frau Kirchner und brachten sie in die Stube.

Er sagte dann man müsse sofort die Polizei anrufen … Es schien mir eine endlose Zeit bis das Auto mit den verschiedenen Herren und dem Sarg kam. … Frau Kirchner sass auf dem Divan und weinte und weinte. Endlich kam das Auto. Die Herren wurden einig, dass Frau Kirchner mit ihnen komme, und der Arzt nahm Herrn Kirchner den Hausschlüssel aus der Tasche und bat mich, ich möchte doch noch nachsehen, ob er daheim auch wirklich abgeschlossen habe. Nie mehr vergesse ich das unheimliche Gefühl, das mich übernahm, als ich den grossen Hausschlüssel des toten Kirchner in Händen hielt. Ich lief was ich konnte – er hatte wirklich geschlossen – und war bald wieder zurück. Unterdessen hatte man Herrn Kirchner in den Sarg gelegt und ins Leichenauto verladen, und ich war froh, dass ich nicht alles mitansehen musste. Frau Kirchner verabschiedete sich weinend von mir.«

Eine Verwandte des unfreiwilligen Zeugen, des Briefträgers Tanner, Dora Marques, geb. Tanner, kannte beide Bewohner des »Wildbodenhauses«. Sie erinnerte sich, Kirchner oft gesehen zu haben, »wenn er mit Staffelei oder Skizzenblock ... wie selbstvergessen sich seiner Arbeit hingab«. Sie berichtete ebenso von der winterlichen Kälte, die eisig durch die Spalten und Ritzen in das Haus drang, von der fiebernden, kranken Frau, von den ausgezeichneten Mahlzeiten, die sie auf dem kleinen Spritkocher trotz klammer Finger und frosterstarrter Füße zubereitete, von der feierlichen Andacht, mit der Kirchner das Brot schnitt, den gemeinsamen Kinobesuchen, bei denen er »in Sekundenschnelle Linien und Formen auf das Papier zauberte«, von seiner Erschütterung beim Tod Jakob Bossharts, eines Freundes, im Jahr 1924. Dann kam sie auf Erna und die Vorgänge im Juni 1938 zu sprechen: »Frau Kirchner war der gute Stern ihres Mannes. Trotzdem ihre Ehe erst in den letzten Lebensjahren standesamtlich registriert wurde, war sie ihm in jeder Stunde ihres gemeinsamen Lebens der treueste und beste Kamerad. Sie, die immer gegen Melancholie und Heimweh anzukämpfen hatte, fand nun Kraft genug, alles persönliche zu überwinden und dem Manne in seinem letzten schweren Lebensabschnitt immerwieder Halt und Hoffnung zu geben. Wie und wo das Unglück angefangen hat, ist schwer sagen. War das schuld, dass Herr Kirchner sich weigerte, das Auto eines Gastes zu besteigen, weil dieses ein Hakenkreuzfähnlein trug? Jedenfalls hiess es kurz darauf in deutschen Kunstzeitungen, Kirchners Kunst sei entartet. Das schlug wie der Blitz ein in Kirchners uraltem Haus und traf ihn ins Mark. Nun kämpfte die tapfere Frau um das Leben ihres Mannes. Immerwieder gelang es ihr, ihn herauszureissen aus der grenzenlosen Verzweiflung und zurückzuhalten am Rande tötlicher Schwermut. Viele Briefe flogen hin und her, viele Telephone gingen vom Hause meiner Schwester aus an Freunde und Kunstfreunde. Und doch nahm das Schicksal seinen Lauf. Meine Nichte, jetzt ein junges Mädchen, war allein zu Hause, als die Beiden wieder zu telephonieren begehrten. War dies ein Hinausschieben des Unabwendbaren, oder ein verzweifeltes Anklammern an eine letzte Hoffnung Frau Kirchners? Ludwig Ernst Kirchner hatte ja bereits den Schlusstrich gezogen unter sein zerbrochenes Leben, als er vor diesem letzten Gang alle seine Bilder durchschossen hatte. Er blieb vor dem Hause, während die Frau im Hausflur telephonierte. Offenbar hörte er aus dem Gespräch das negative Ergebnis, und das war zuviel für ihn. Als Frau Kirchner und meine Nichte zu Tode erschrocken vors Haus geeilt kamen, war es schon geschehen. Frau Kirchner überlebte ihren Mann noch um einige Jahre und durfte noch teilhaben an seinem grossen Ruhm. Auf dem schönen Waldfriedhof, nahe bei ihrer letzten Wohnstätte, haben sie ihre Ruhe gefunden.«

»Einige Jahre« heißt genau: sieben Jahre bis 1945. Diese Zeit war beschwert von wirtschaftlicher Not. Der Maler hatte seinem »Modell« kaum Bargeld hinterlassen. Die Bilder, das einzige Kapital, gehörten ihr nicht, denn sie war nicht mit ihm verheiratet. Sie war nur seine Freundin, seine Lebensgefährtin und als solche nicht erbberechtigt. Die Davoser Verwaltung verhielt sich generös. Adressierte sie erste Briefe noch mit »Fräulein Erna Schilling«, so weitere mit »Frau Erna Kirchner«. Ihr lag ein Antrag Kirchners auf Eheschließung vor, zu dem lediglich einige Unterlagen, in Deutschland bereits angefordert, fehlten. So konnte Erna als Frau Kirchner im »Wildbodenhaus« bleiben. Bilder, die er ihr geschenkt hatte, das von ihm geschnitzte Mobiliar und den sonstigen Hausrat, durfte sie behalten. Lise Gujer stand zu ihr, besuchte sie. Erna schrieb ihr 1941: »Nun sitze ich bereits drei Jahre auf dem Wildboden und keine Aussicht, das je ändern zu können.« Wollte sie nach Berlin, in den Krieg, die Zerstörung? Lise Gujer war es, die ihr große Teile des von Kirchner gestalteten Mobiliars, Skizzenbücher und das Davoser Tagebuch abkaufte. Erna benötigte dringend Geld. Verkäufe von Bildern, Aquarellen und Zeichnungen gab es kaum. Alte Freunde und Sammler konnten nicht in die Schweiz einreisen. Carl Hagemann, der kluge Kenner des Werkes, war bei einem Verkehrsunfall schon 1940 ums Leben gekommen.

Dann brachen die Kontakte nach Deutschland ab. Die Schweiz wurde für viele zum Fluchtort. Ein Corps der polnischen Armee, das auf seiten der Alliierten kämpfte, erreichte, von deutschen Truppen abgedrängt, Schweizer Boden. Offiziere und Mannschaften fanden Aufnahme, darunter auch im Davoser Hotel »Mon repos« an der Promenade. Zwei polnische Internierte arbeiteten bei dem Bauern Louis Oberrauch auf den Feldern und freundeten sich mit Erna Kirchner an. Sie erlebte noch das Kriegsende. Im Sommer 1945 erkrankte sie ernstlich. Als sich ihr Zustand verschlechterte, mußte sie in die Privatabteilung des Davoser Krankenhauses gebracht werden. Dort endet ihr Leben am 4. Oktober morgens um 2 Uhr 30 im Alter von einundsechzig Jahren. Die Behörden von Davos bewiesen wiederum Verständnis und Takt. Der Totenschein wurde auf den Namen »Frau Erna Kirchner« ausgestellt, ihr Zivilstand als »verwitwet« angegeben. Eine letzte Ruhestätte fand sie auf dem Waldfriedhof, nicht weit vom »Wildbodenhaus« entfernt, neben ihrem schwierigen, unglücklichen Lebensgefährten und Kameraden Ernst Ludwig Kirchner.

Der Tempel der Venus

Der amerikanische Richter Ben B. Lindsey schrieb ein Buch über die Ehe. Ernst Ludwig Kirchner liest es und ist beeindruckt, als er dort viele seiner Ansichten über das Verhältnis von Mann und Frau bestätigt findet.

Ernst Ludwig Kirchner war nie verheiratet, hatte keine Kinder. Er wollte und konnte die gesetzlichen Verpflichtungen einer bürgerlichen Ehe nicht eingehen. Wie er sich das Zusammenleben von Mann und Frau vorstellte, dazu hat er sich oft geäußert. Im Davoser Tagebuch spricht er von »Zweieinheit«. Eine amerikanische Veröffentlichung, damals sehr verbreitet, spiegelt noch am ehesten seine Einstellung wieder: »Die Kameradschaftsehe« von Ben B. Lindsey und Mainwright Evans. Die Worte »kameradschaftlich« und »Kamerad, Kameradin« benutzt Kirchner oft zur Charakterisierung seines Verhältnisses zu Erna. Das bestätigt sich, als er Anfang 1929 dem jungen Ehepaar Hansgeorg und Elfriede Knoblauch die in Berlin-Leipzig 1928 erschienene Übersetzung des amerikanischen Buches schenkt. In der Folgezeit tauschen sie sich brieflich darüber aus. Am 15. März schreibt Kirchner: »Erna … die die schweren Jahre so treu und kameradschaftlich mit mir trug … die Kameradin.« Am 27. März ergänzt er: »Wenn zwei Menschen für das Leben zusammen gehen, so schliessen sie eine Vereinbarung zur Erreichung eines Zieles. Das Ziel bei uns ist und war, in der Malerei und Plastik die grösste und höchste Stufe zu erreichen, so dass die Arbeiten die Menschen weiter bringen können.«

Kirchner sieht in der Vereinigung von Mann und Frau einen eigenen Sinn, der nicht in die Zeugung eines Kindes münden muß. An diesem Punkt kamen ihm die Ausführungen von Lindsey und Evans entgegen: »Unter Kameradschaftsehe verstehe ich eine rechtskräftig geschlossene Ehe mit gesetzlich anerkannter Geburtenkontrolle und dem Recht für kinderlose Paare, sich mit beiderseitiger Einwilligung jederzeit scheiden zu lassen, ohne daß für gewöhnlich Unterhaltsbeiträge zu zahlen sind.« Im Unterschied zu einer »Probeehe« ist die »Kameradschaftsehe« von dem festen Willen beider Partner gekennzeichnet, beieinander zu bleiben. Aber sie ist nicht dazu verurteilt, eines oder mehrerer Kinder wegen beieinander bleiben zu müssen. Die Konsequenz: Kinder sollten erst dann geboren werden, »wenn die Partner einigermaßen sicher beurteilen können, ob sie auf die Dauer miteinander auskommen werden«. Damit der gemeinsame Weg gelingt, habe »der Staat«, so Lindsey, »die Aufgabe, mit den besten Methoden der wissenschaftlichen Empfängnisverhütung vertraut zu machen und über die Bedeutung des Geschlechtslebens aufzuklären«. Lindsey sprach in diesem Zusammenhang von »Tempeln der Venus«, Häusern, »in denen die Kunst zu leben und zu lieben gelehrt werde«.

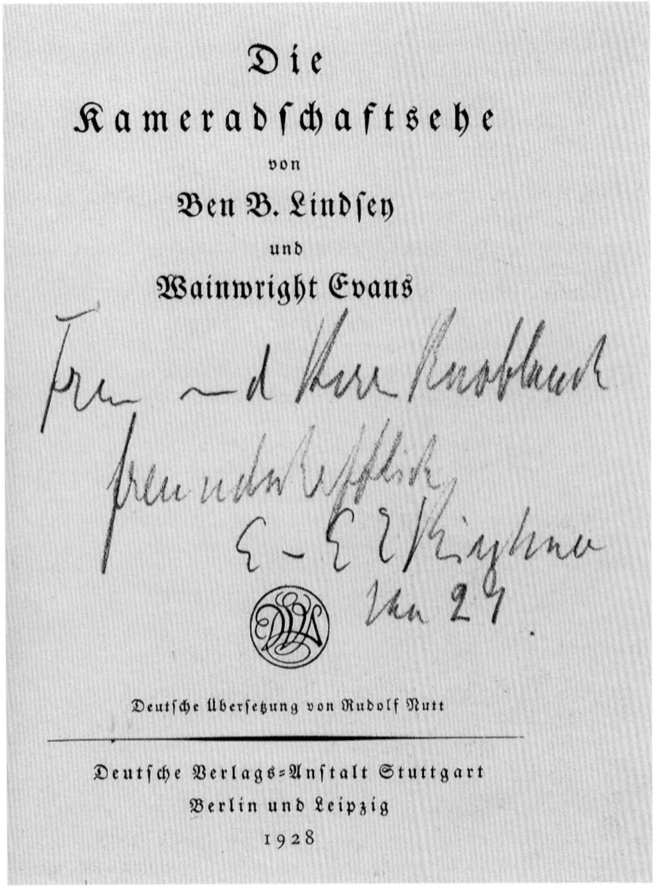

Die
Kameradschaftsehe
von
Ben B. Lindsey
und
Wainwright Evans

Deutsche Übersetzung von Rudolf Nutt

Deutsche Verlags-Anstalt Stuttgart
Berlin und Leipzig
1928

»Die Kameradschaftsehe« mit Widmung für Herrn und Frau Knoblauch, 1929

Kirchner hat das, was »Kameradschaftsehe« meint, gelebt. Sie bot ihm und Erna einen Rahmen. Die gemeinsame »Schöpfung« bestand darin, daß »zwei Menschen verschiedenen Geschlechts alle ihre Kräfte in den Dienst stellen, … so dass die von 4 Augen und 2 Seelen gewonnenen Empfindungen dem Werke zur Verfügung stehen. Es kommt nicht darauf an, wer von beiden den Pinsel führt … Das tut der, der dazu am besten von beiden geeignet ist … Der Sinn der Vereinigung überhaupt ist doch der, dass wohl 2 Menschen ihre Kräfte geben, aber ein Wille da ist zur Erreichung eines Zieles. Wozu sonst sich vereinigen?« Eigenartig: Kirchner hat die »Kameradschaftsehe« als Dauerzustand begriffen, als lebenslange Institution. Das aber war von Lindsey und Evans nicht gemeint. Folgt man den Autoren, so sollte sie nach einer Phase des Bemühens, nach der man beurteilt, »ob man miteinander auskommen werde«, in eine zweite Phase mit Kindern und festen Verpflichtungen übergehen. Verständlich ist noch, daß Kirchner um des Werkes willen Kinder ausschloß. Er hat aber auch jede andere gesetzliche Verpflichtung gegenüber Erna vermieden – und das in sechsundzwanzig Jahren gemeinsamen Lebens. Unausgesprochen hat er sich vorbehalten, die »Kameradschaft« mit ihr beenden zu können, wann immer er wollte, was auch mehrmals geschah.

Gerda Schilling

Das Leben von Gerda, Erna Schillings älterer Schwester, verläuft im Schatten des Milieus. Sie führt Kirchner zu den »Straßenszenen«, inspiriert die lasziven Interieurs, die erotischen Skizzen und Lithographien.

Schon bald nach seinem schmerzhaften, aber unvermeidlichen Weggang aus Dresden im Oktober 1911 trifft Ernst Ludwig Kirchner in Berlin zwei Schwestern: Gerda und Erna Schilling. Angezogen zunächst von der lebhafteren und wohl auch attraktiveren Gerda, entsteht eine Beziehung zu der achtundzwanzigjährigen Erna, die Bestand haben sollte bis zu seinem Tod 1938. Beide stammten aus Berlin, beide traten als Tänzerinnen auf. Das hatte eine Vorgeschichte. Als ihr Vater, ein netter, stiller Mann, zum zweiten Mal heiratete, behandelte die neue Frau, von Beruf Weißnäherin, ihre Stieftöchter schlecht. Es heißt, daß sie sie gelegentlich sogar mit einem eisernen Schürhaken schlug. Beide Mädchen verließen das Haus und verloren schon bald den Anschluß an das normale Leben. Wie das im einzelnen ausgesehen haben könnte, ist vorstellbar. Schriftliche Nachrichten liegen nicht vor. Kein Brief, kein Dokument, nur einige Andeutungen Kirchners und viele sprechende Bilder und Zeichnungen bringen Licht in diese Jahre.

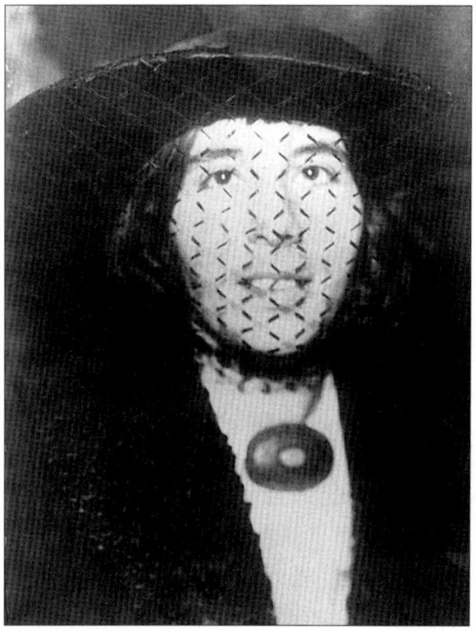

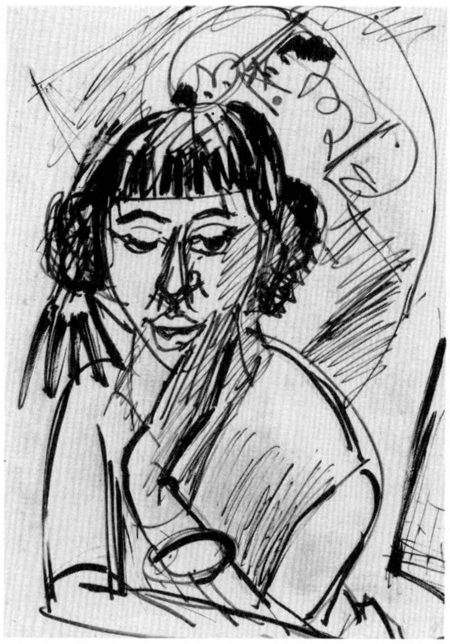

Gerda Schilling,
Photographie von Ernst Ludwig Kirchner, um 1912;
Kirchner Museum Davos

Mädchenbildnis Gerda, 1913,
Rohrfeder, 52,5 x 39 cm;
Privatbesitz

Eine Tagebuchnotiz Kirchners stimmt nachdenklich: »... erinnert mich an Gerti, das perverse kleine Ding, wo magst Du wohl heute sein?« Mit »Gerti« könnte Gerda gemeint sein. Aber zwingend ist das nicht. Eindeutig erkennbar ist Gerda Schilling aber in Gemälden, druckgraphischen Arbeiten und einer großen Zahl von Zeichnungen. Sie trägt eine besondere Frisur: über den Ohren aufgerollte Schnecken. Sie besitzt, im Gegensatz zu Erna, einen üppigen, sinnlich weichen Mund. Das Gemälde »Gerda I«, heute im New Yorker Guggenheim Museum, zeigt sie als interessante, großäugige, schmalgesichtige Schöne, ebenso das Bildnis »Gerda« im Besitz des Von der Heydt-Museums, Wuppertal.

Beide Schwestern vereint das Hochformat »Zwei Mädchen im Zimmer« von 1914, auf dem Gerda wiederum sofort auffällt: die vollen Lippen, die Haarschnecken, dazu ihre ›afrikanisch‹ spitzen Brüste mit großen Brustwarzen, die schmale Taille, die geschwungenen Hüften. Diese Kennzeichen kehren wieder in der raumfüllenden Skizze »Sitzender Akt.«

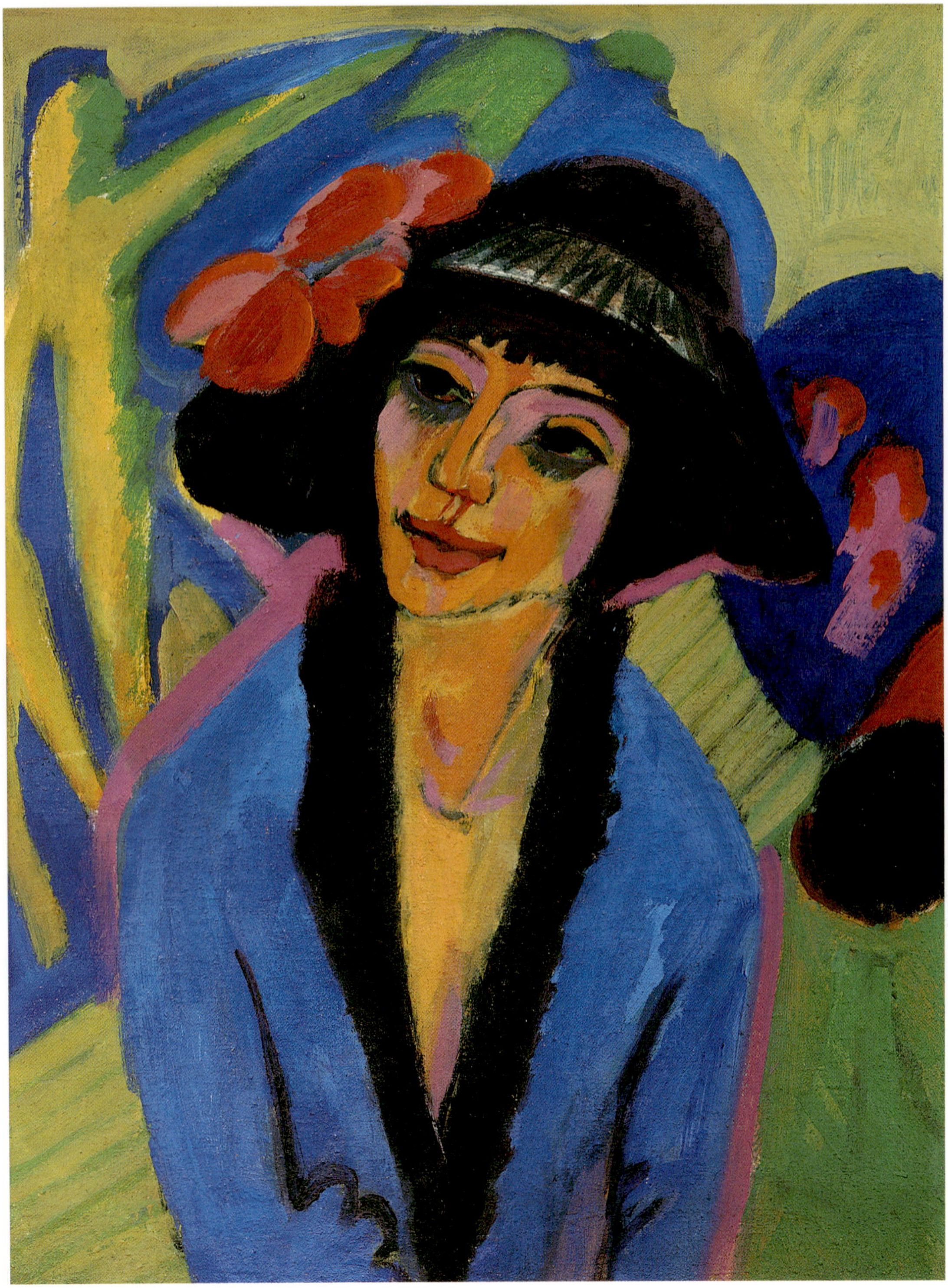

Bildnis Gerda, 1914,
Öl auf Leinwand, 70 x 57 cm;
Von der Heydt-Museum,
Wuppertal

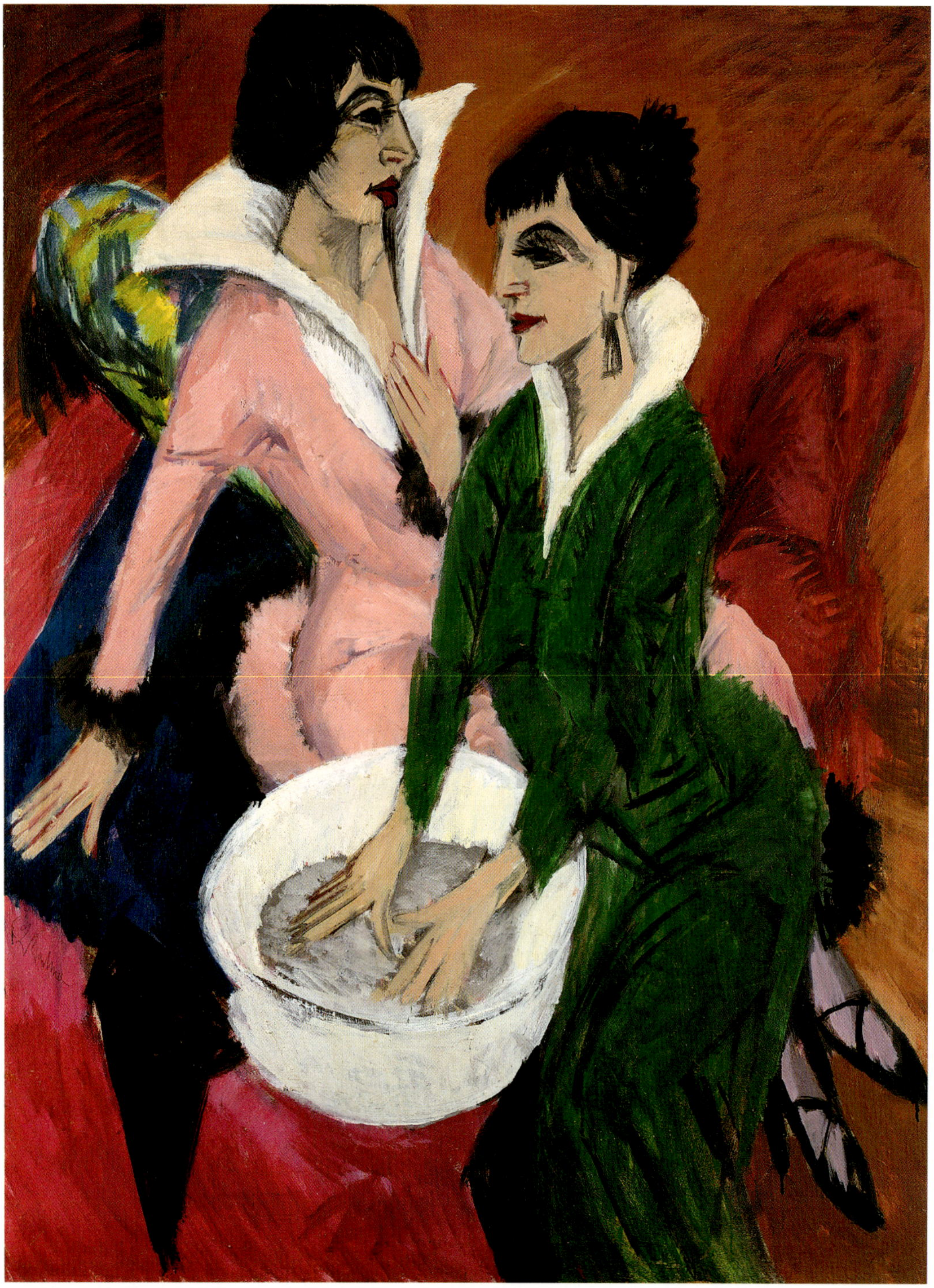

Zwei Frauen mit Waschbecken (»Die Schwestern«), 1913,
Öl auf Leinwand, 121 x 90,5 cm;
Städelsches Kunstinstitut,
Frankfurt am Main

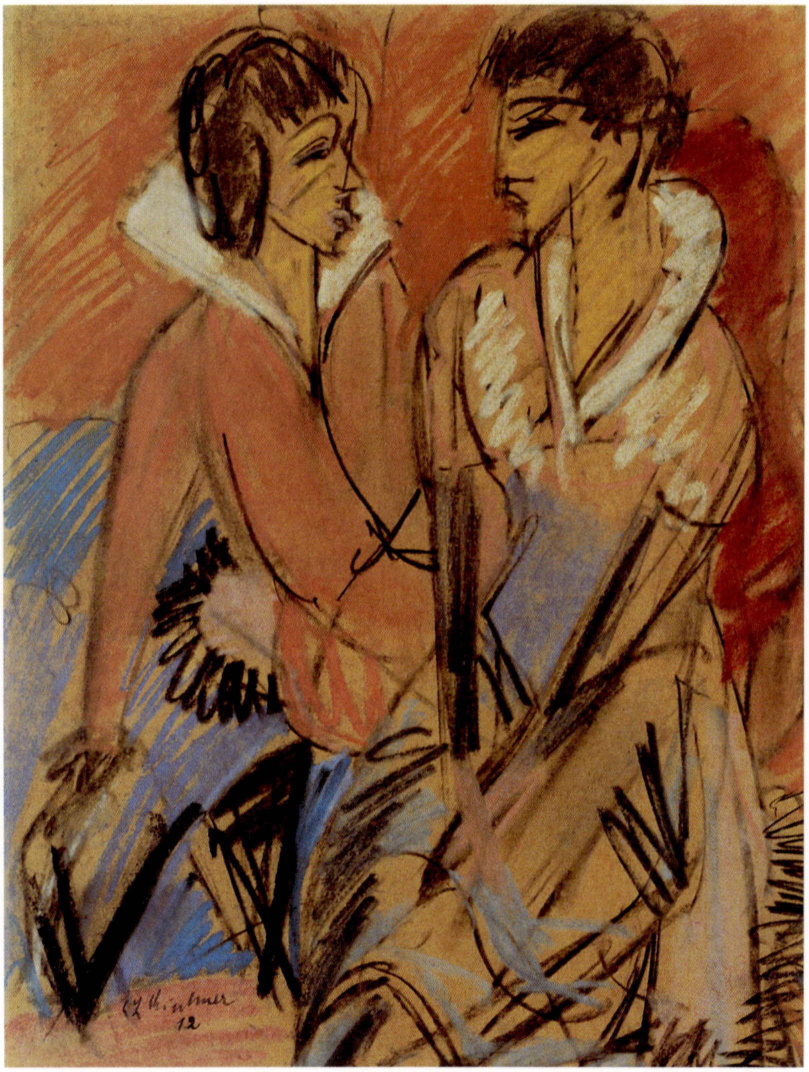

Zwei Frauen, 1912,
Pastell auf Papier, 43,5 x 33,5 cm;
Privatbesitz

Aufschlußreich ist das Gemälde »Zwei Frauen mit Waschbecken«. Gerda trägt ein rosa Kleid mit kelchartig geöffnetem Kragen, aus dem ihr Kopf mit dem üppigen Mund wie eine Blüte hervorwächst – nicht unähnlich der ›Berufskleidung‹ jener Kokotten, die seit 1913 die Gemälde von Ernst Ludwig Kirchner bevölkern. Und ist die zweite »Dame« nicht Erna? Das Bild wurde im Werkverzeichnis der Gemälde von Gordon auf das Jahr 1913 datiert. Mit gutem Grund: Kirchner selbst hatte in einem Brief an den Sammler Carl Hagemann vom 7. März 1931 geschrieben: »Es freut mich, dass sie die beiden frühen Bilder kauften, die ›Fränzi‹ und die ›Schwestern‹ ... die ›Schwestern‹ gehörten einem Herrn Simson-Wolfskehl, Frankfurt/Main. Gemalt ist es 1913.« Mit dem Hinweis, die »Zwei Frauen mit Waschbecken« seien »Schwestern«, engt sich der Kreis derer, die als dargestellte Personen in Frage kommen, ein. Es können nur Gerda und Erna sein. Das Kennzeichen Gerdas, ihre über den Ohren eingerollten Haare, ist auf dem Gemälde nicht mit letzter Sicherheit auszumachen. 1997 tauchte im Kölner Auktionshandel eine Pastell-Zeichnung desselben Sujets auf, die Klärung brachte. Rückseitig trägt sie den handschriftlichen Vermerk Kirchners »Zwei Frauen, 1912, Pastell«. Auf der Vorderseite sind, wie im Gemälde, zwei weibliche Personen zu sehen, und die linke, hintere trägt ihr Haar in der für Gerda typischen Weise. Die »Zwei Frauen mit Waschbecken« sind also die »Schwestern« Gerda und Erna. Das bestätigt auch eine farbige Kreidezeichnung im Busch-Reisinger Museum in Cambridge, USA.

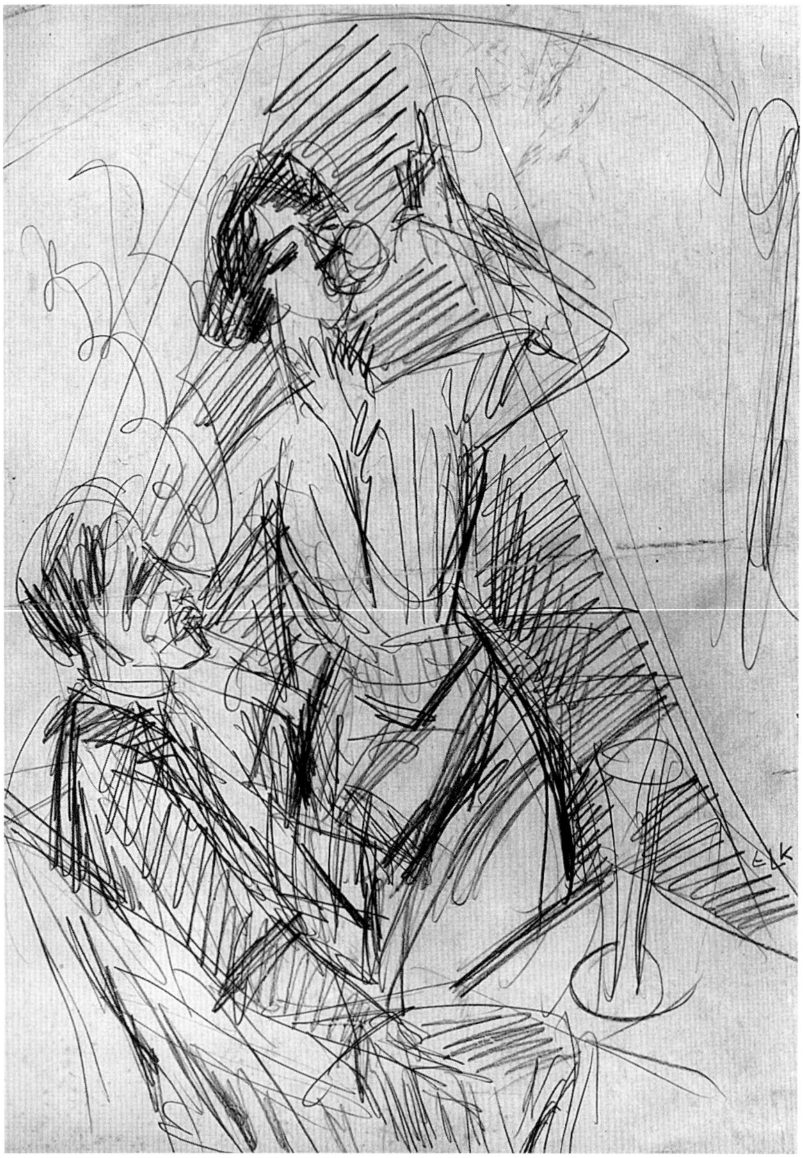

Mann und Frau, 1913, Bleistift auf Zeichenblockpapier, 34 x 24,8 cm; Werner-Coninx-Stiftung, Zürich

Drei Jahre später entstehen eine Radierung und eine Lithographie von Gerda. Tiefe Ränder umgeben ihre Augen. Sie wirkt krank. Der üppige Mund ist ihr geblieben, ebenso die Schmalheit des Gesichts. Aber über ihr liegt eine spürbare Mattigkeit. Sie hat den Kontakt zu ihrer Schwester, zu Ernst Ludwig Kirchner und dem sie umgebenden Kreis von Künstlern und Modellen offenbar nicht aufrechterhalten.

Nach diesen beiden Arbeiten verliert sich ihre Spur. Gerda galt als verschollen. Eberhard W. Kornfeld fand noch eine letzte Nachricht aus dem Jahr 1923: einen Totenschein der Preußischen Landesirrenanstalt Neuruppin. Dort war sie nach langem Siechtum im Alter von noch nicht vierzig Jahren an den Spätfolgen einer Syphilis gestorben. Ein halbes Leben.

Viele Fragen bleiben offen. Welche Rolle spielte Gerda in Kirchners Schaffen? War sie es, die den Maler für das Thema der »Kokotte« interessierte? Führte sie ihn, der seine Arbeiten aus dem eigenen Erleben formte, in jene Welt, jene Halbwelt ein, in der die Szenen seiner erotischen Lithographien von 1915 spielen? Einiges spricht dafür. Zeigt die Zeichnung »Mann und Frau« Gerda bei der ›Arbeit‹? Schildern ein Ölbild und eine Tuschpinsel-Zeichnung mit dem Titel »Bordell« ihr Milieu? Trat sie auf im eindeutigen »Tingeltangel«? Und ging sie, gekleidet wie eine Kriegerwitwe, das Gesicht verborgen hinter einem Schleier, auf die Straße? Zu den besonderen Tricks

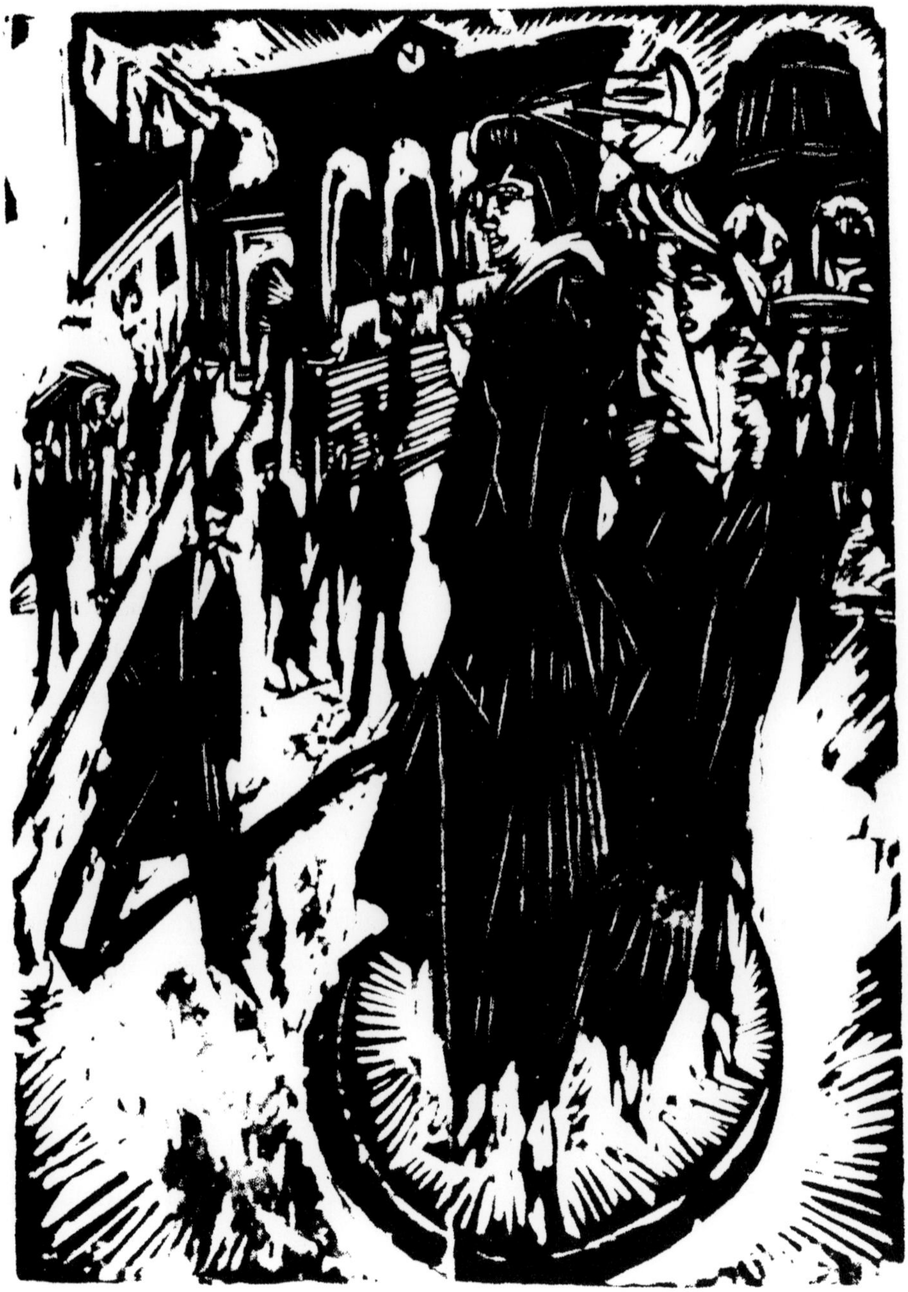

Frauen am Potsdamer Platz, 1914, Holzschnitt, 51–52 x 37,5 cm; Städelsches Kunstinstitut, Frankfurt am Main

der Damen gehörte es, sich mit einem schwarzen Schleier zu tarnen. Die linke Kokotte auf dem Gemälde »Potsdamer Platz« (Neue Nationalgalerie, Staatliche Museen zu Berlin) trägt ihn. Sie möchte der polizeilichen Vorschrift entsprechen, die jeden Blickkontakt mit männlichen Passanten – und damit Freiern – untersagt. Zudem entsteht der Eindruck – ein unübersehbares Signal –, diese Frauen seien eine leichte Beute. Die Mischung aus Mitleid und Begehren macht sie anziehend. Gerda, so legt es das einzige von ihr erhaltene Photo mit Schleier nahe, kennt offenbar die Gepflogenheiten des Milieus – und nutzt sie. Teilt sie – diese Frage bleibt unausweichlich – diesen dunklen Abschnitt des Lebens mit ihrer jüngeren Schwester Erna?

Nele van de Velde

Nele, die Tochter des Jugendstil-Architekten Henry van de Velde, ist Kirchners einzige Schülerin. Über einen längeren Zeitraum schrieb er ihr die »Briefe an Nele«.

In der Zeitschrift »Genius« erschienen 1920 elf Holzschnitte mit der Überschrift »Ein Tag bei Kirchner auf der Staffelalp«. Sie werden eingeleitet mit den Worten: »Lieber Herr Kirchner. Da ich bis jetzt noch nicht mein Versprechen halten konnte, Sie in Wirklichkeit auf der Alp aufzusuchen, kam mir der Gedanke, die Reise mit meiner Phantasie zu unternehmen.«

Dieses Vorwort ist Teil einer mehrjährigen Korrespondenz, die am 26. April 1918 beginnt und am 30. Dezember 1924 endet. Ein etwas einseitiges Unternehmen. Nur Briefe Kirchners, insgesamt neununddreißig, blieben erhalten – und die künstlerische Arbeit einer jungen Malerin mit Namen Nele van de Velde. Als Kirchner die elf Blätter am 21. Mai 1920 sieht, schreibt er: »Ihre so reizvollen Holzschnitte der Stafelalp liegen vor mir. Wenn Sie nur hierher kämen. Es lebt sich wirklich recht gut hier.« Schon seit August 1918 hatte er die begabte Tochter des Malers, Graphikers, Jugendstil-Architekten und Buchgestalters Henry van de Velde immer wieder eingeladen. »Hoffentlich kommen Sie bald hierher. Raum in einer Hütte ist schon für Sie bereit ... Für mich wäre das eine große Freude.« Dieser Wunsch bestand, seitdem sie ihn im Februar 1918 im Sanatorium Kreuzlingen besucht hatte. Krank und niedergeschlagen, so war er ihr damals erschienen. Ihr Kommen bedeutete dem Patienten viel. Ein Bekannter, der Biologie-Professor Julius Schaxel aus Jena, schrieb: »Er sieht jetzt van de Velde ... und besonders dessen Tochter, deren Umgang ihm sichtlich wohltut.« Damals malte er sie und schnitt ihr feines, schmales Gesicht in dramatischer Komposition ins Holz. Nele van de Velde war zu diesem Zeitpunkt einundzwanzig Jahre alt.

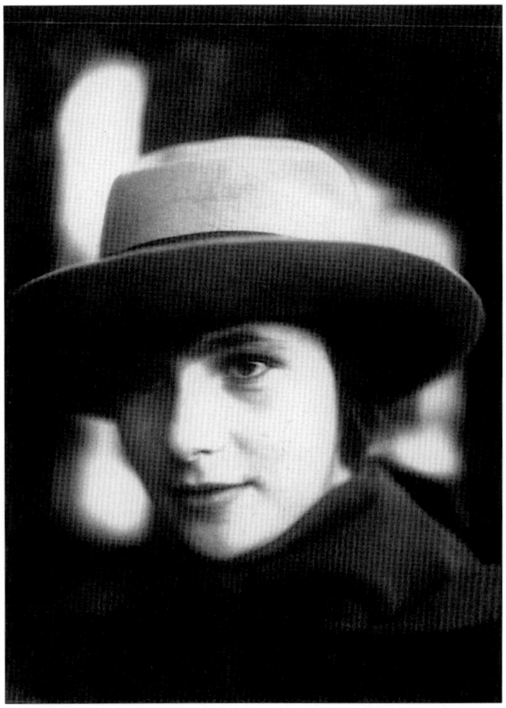

Nele van de Velde,
Photographie, 1920;
Kirchner Museum Davos

Anfang November 1918 will Kirchner ihr »wunderbares Arvenholz für Holzschnitzerei« zusenden, und als sie ihm am Zweiten Weihnachtstag eine »reizende Mappe mit Farbholzschnitten« schickt, schreibt er: »Was ich bewundere, ist das rein malerische Ausdrucksvermögen, das Sie haben.«

Dann unterzeichnet er mit: »Herzlichen Dank und Grüße Ihnen und dem Papa. Ihr E. L. Kirchner«. Um ihr eine Reise nach Frauenkirch nahezulegen, schildert der Künstler sein durch sie verändertes Ambiente: »Ihre Farbholzschnitte hängen auf der warmen braunen Arvenholzwand meines Zimmers, in der Entfernung wirken sie ganz richtig in der Komposition.«

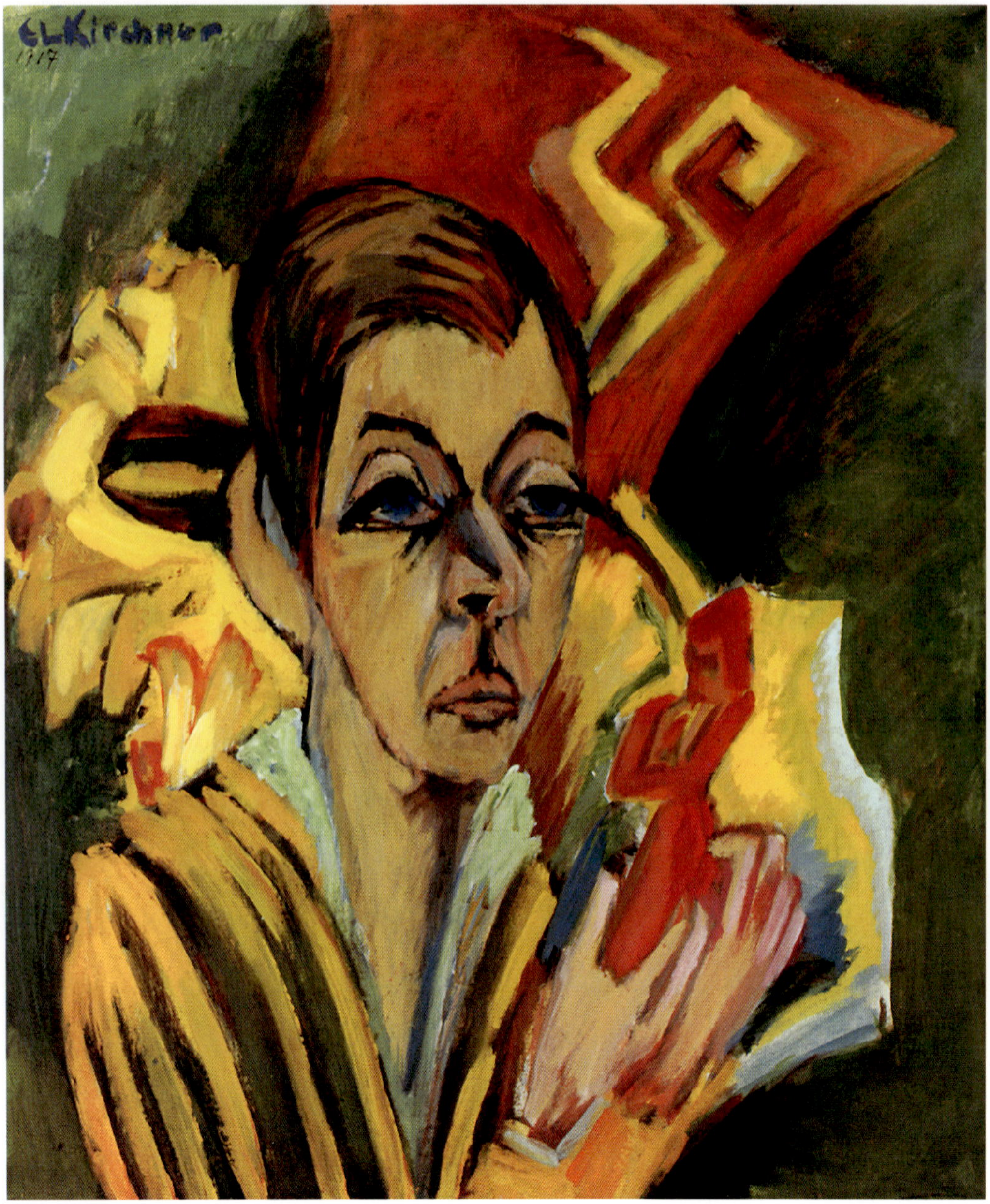

Porträt Nele van de Velde,
1918/19,
Öl auf Leinwand, 71 x 61 cm;
Privatbesitz

Wenige Tage später berichtet er von einem besonderen Erlebnis. »Heute früh vor Sonnenaufgang war ein herrlicher Monduntergang, die Berge ganz blau, der Himmel rötlich violett mit rosa Wölkchen und der gelbe sichelnde Mond. Es war einfach toll schön, aber wahnsinnig kalt. Oh, wenn man das malen könnte.« Er tut es. Das Gemälde »Wintermondlandschaft« und der Farbholzschnitt »Wintermondnacht« entstehen – und eine kleine Farbstiftzeichnung »Berge, Himmel, Mondsichel, Schnee« für Nele van de Velde. Wenig später verehrt er ihr ein »Signet«. Und sofort fragt er wieder an: »Werden Sie einmal hier heraufkommen?« Er muß sich gedulden und träumt derweil von einer Malergruppe mit Nele als Mittelpunkt. Im Oktober 1920 ist es dann so weit. Nele van de Velde erscheint in Begleitung ihrer Mutter zu einem mehrwöchigen Aufenthalt. Offenbar darf sie nicht allein kommen. Das schickt sich nicht. Kirchner hatte diesen umständlichen Anstand, diesen anständigen Umstand geahnt: »Ich lade Sie als meinen lieben Gast jeder Zeit ein, aber ich glaube, es hängt wieder mal an der schönen Einrichtung der konventionellen Tradition, der Papa hält mich bei aller Freundschaft doch für einen gefährlichen Menschen und ich bin doch nur ein alter harmloser Mann.«

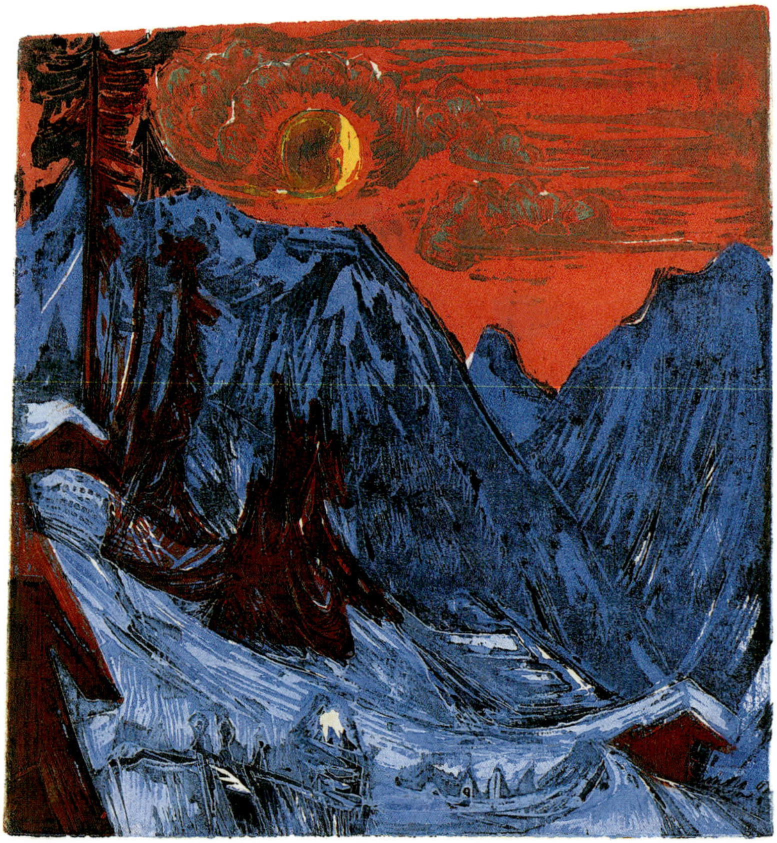

Wintermondnacht, 1919, Farbholzschnitt, 29,5–30,8 x 29,5 cm; Öffentliche Kunstsammlung Basel, Kupferstichkabinett

Kirchner arbeitet – der Spätherbst ist oft wunderschön in der Höhe – noch auf der Stafelalp. Als Nele dann die winzige Alphütte betritt, fühlt sie sich in eine andere Welt versetzt: »Der erste Besuch war wie ein Märchen aus 1001 Nacht. Ich trat in ein bescheidenes Zimmer. Wärme strahlte mir entgegen, die nicht nur von der Temperatur ausging, sondern auch von seiner Gestalt, den vielen Bildern an den Wänden, den Farbtöpfen, Holzplatten und den Pinseln. Kirchner saß im Bett, angetan mit einem weinroten Pyjama und einem weißen seidenen Turban um den Kopf geschlungen, ein orientalisches Tuch über die Knie gebreitet. Sein Kopf, seine Hände und Beine schmerzten ihn. Zwischen Mittel- und Ringfinger hielt er in seinen gefühllosen Händen eine Schusterahle und arbeitete an einem wunderbaren Holzschnitt. Unsere Begrüßung war selbstverständlich und herzlich. Von dieser Stunde an entstand eine tiefe Freundschaft, begleitet von Gesprächen über Kunst, Leben,

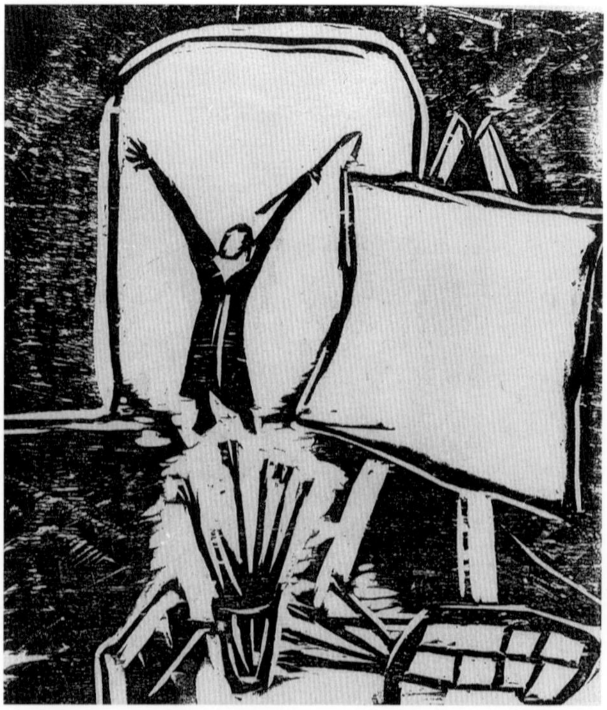

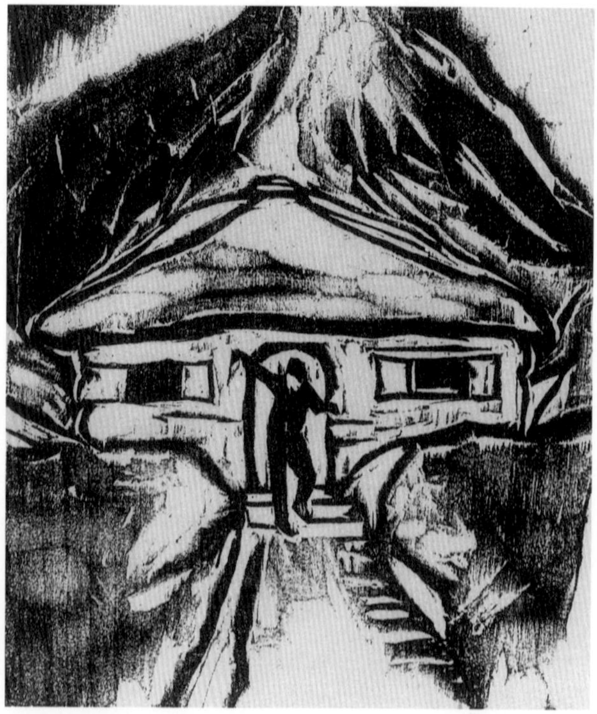

links: *»Unerwartet und stürmisch«*,
rechts: *»Und nach reichlichen Genüssen aller Art, Kirchner winkt ab«*,
aus der Holzschnittfolge »Ein Tag bei Kirchner auf der Staffelalp«, 1920,
von Nele van de Velde;
Kirchner Museum Davos – Schenkung R. Geist 1997

Menschen und Tiere, die er so liebte. Und immer wieder, mitten in unserer Arbeit, hörte ich ihn aus der Ecke sagen: ›Nele, die Tiere sind menschlich und die Menschen so tierisch.‹ Ich verdanke ihm so viel Wissen über Kunst und Technik der Grafik, der Lithos und der bunten Holzschnitte.« Sie wohnt in Frauenkirch und ging »jeden Morgen mit Block und Bleistift hinauf auf die Stafelalp. Kirchner kam mir, schon von weitem winkend, halbwegs entgegen. Er trug ein fantastisches Kostüm, so wie ich mir das von Hans Sachs vorstelle. Eine braune wollene Jacke, mit einer weiten Hose und einer aufgenähten Lederschürze, die ihm ein Bergbewohner gemacht hatte. Stunden verbrachten wir, beide arbeitend, in der gewaltigen Landschaft dort oben … Es kam der Abschied. Kirchner brachte mich am Abend nach Hause. Am Bach, der durch die Nacht rauschte, hielten wir still. Kirchner hielt einen großen roten Lampion in den Händen, der sein Gesicht auf seltsame Weise beleuchtete. In diesem Augenblick erschien er mir wie eine elfenbeinerne Figur aus einer anderen Welt kommend. Danach wußte ich nicht, daß ich Kirchner nicht mehr wiedersehen sollte.«[14]

Ihre Vision von der Stafelalp hatte sich erfüllt. Der Maler, den sie wie keinen anderen verehrte, schrieb ihr nach der Abreise: »Sie sind einer der bevorzugten Menschen, die diese Begabung zu künstlerischer Arbeit haben und Sie werden frei und ruhig sein, wenn Sie diese Begabung benutzen. Die künstlerische Arbeit gibt uns die innere Überlegenheit, denn in ihr ist Raum für alle Empfindungen, deren ein Mensch fähig ist, vor allem für die Liebe, die die Grundlage der Erkenntnis ist. Der Künstler liebt ohne besitzen zu wollen.«

Ernst Ludwig Kirchner klärt in diesem Brief sein Verhältnis zu der jungen Malerin: Sie ist die Tochter eines guten Freundes, der um die Lebensumstände des jetzt Vierzigjährigen weiß. Henry van de Velde kann beurteilen, ob sie sich in seiner Nähe zurechtfinden würde. Und er muß dafür sorgen, daß ihre Verehrung von Kirchner nicht mißverstanden wird. So bestimmt er, daß sich Nele und Kirchner nicht wiedersehen. Sie stehen bis Ende 1924 in brieflichem Kontakt. Dann geht ihr ein letzter Gruß zu: »Ich denke oft an Sie. Werden Sie in Holland bleiben für's Leben?«

Das Versprechen, das er ihrer Mutter gab, blieb unangetastet. »Sie wissen, gnädige Frau, dass ich sie [Nele] sehr gern habe ... Ein wirklich reiner und naiver Mensch wird oft verkannt, er ist ja auch sehr selten auf dieser unnatürlichen Erde. Es war für mich eine grosse Freude Nele ein wenig zu helfen.«

Die elf Holzschnitte[15], in denen Nele van de Velde ihre Bewunderung für Ernst Ludwig Kirchner ausdrückte, können nicht seinem Formwillen entsprochen haben. Gleichwohl hält er sich in feiner Rücksicht mit Kritik zurück. Er spricht davon, sie besäße eine eigene Art zu sehen, so daß nur Übelwollende von ›verkirchnern‹ sprechen könnten. Er rät ihr, sich nicht an Traumgebilde zu verschwenden, sondern auf das Leben zu achten und Akte zu zeichnen. »Zeichnen Sie Ihre Schwestern beim Baden. Wenn Sie dabei ihr beim Waschen behilflich sind, wenn Sie ihr Rücken und Arme und Beine etc. einseifen geht die Form direkt in Sie über, instinktiv. Sehen Sie, auf diese Weise lernt man ... Diese Art ist es, die Blut und Wärme und allen Reiz gibt, die Menschennähe.«

Deutlich benennt Kirchner in solchen Sätzen seine künstlerische Position. Das sinnliche, das sich einfühlende, das in alles und damit in die Fülle und Formen des Lebens eindringende Ereignis ist für ihn der Ausgangspunkt der schöpferischen Hervorbringung. Auf diesen elementaren Ursprung der Kunst muß er Nele hinweisen, wenn er sie schon nicht dorthin führen darf. Die Holzschnitte, die Nele van de Velde im Auftrag des Verlegers Hans Mardersteig für die Zeitschrift »Genius« schnitt, atmen diesen Geist nicht. Sie wirken eher ängstlich und unentschlossen. Eine straffere Komposition liegt nur ansatzweise vor. In zwei Blättern zitiert Nele ihr Vorbild, sie ›kirchnert‹: »Benommen und stumm« (Blatt 7) umkreist das Gemälde »Zwei Mädchenakte, Fehmarn« von 1913. Und in dem Blatt »Berauscht. Nele findet den Weg nur auf Händen über Schneedämme hinweg« zeigt sich in einem halbkreisförmigen Himmelsgebilde die Übernahme einer Bilderfindung Kirchners aus dem Gemälde »Mondaufgang auf der Stafelalp« von 1917. Insgesamt bestätigt die Folge seine Befürchtung: »Nele scheint jetzt weiter zu kommen, hoffentlich nicht zu sehr in Romantik.«

Nina Hard

Sie tanzt nur einen Sommer nackt durch das Atelier, den Wald am Sutzibachtobel, über die Terrassen und Balkone des Hauses »In den Lärchen«. Die Tänzerin Nina Hard bringt 1921 eine erotische Note in das Leben des Malers und verhilft ihm zu »tausend Ideen zu neuen Bildern«.

Als Ernst Ludwig Kirchner im Mai 1921 in Zürich auf der kleinen Bühne eines Nachtlokals eine Tänzerin sieht, gelingt es ihm, sie nach Frauenkirch zu locken. Die 1899 in Brasilien geborene Nina Engelhardt stammte aus einer deutschen Familie, die es in dem fernen Land durch den Anbau von Kaffee zu Wohlstand und Ansehen gebracht hatte. Zwanzigjährig kehrte sie in die Heimat ihrer Vorfahren zurück, um sich zur Tänzerin, auch im klassischen Ballett, ausbilden zu lassen. Schon bald feiert sie unter dem Künstlernamen Nina Hard Erfolge als »Interpretin mit dem sanften Reiz und dem Knabengesicht«. Nach Ablauf ihres Engagements in Zürich trifft die Zweiundzwanzigjährige Ende Mai 1921 in Frauenkirch ein, begrüßt von einem Maler, der sich darauf freut, endlich wieder Akt malen zu können. An Nele van de Velde schreibt er später: »Wir hatten eine junge Tänzerin zu Besuch ... Ich hätte schon gewünscht, Sie wären hier gewesen, um nach ihr mit mir zu zeichnen. Sie hat einen sehr schön gewachsenen Körper ... so hatte ich wieder einmal Gelegenheit, das lang entbehrte Studium des Nackten in freier Natur wieder aufzunehmen.«

Erna ist weniger begeistert, und als die Tänzerin in das Haus »In den Lärchen« einzieht, gibt es einige atmosphärische Turbulenzen. Kirchner aber wischt alles beiseite mit dem Hinweis, der Gast gebe ihm tausend Ideen zu neuen Bildern. »Für Kirchner wurde die Begegnung zur Dominante des Sommers 1921, und Nina Hard dankte für die Sympathie, die ihr der Künstler entgegenbrachte, in ihrer Art: Sie brachte eine erotische Note in das Haus »In den Lärchen« und fügte sich Kirchners Wünschen ohne Prüderie, konstatiert Eberhard W. Kornfeld. Der neuen Situation kommt zugute, daß Kirchner im Juni 1921 seine Frau Erna für einige Wochen »im Interesse des Ateliers« nach Berlin schickt. Freie Bahn! Es entstehen mehrere Ölgemälde, darunter eines, das Nina Hard als »Mandolinistin« zeigt. Mit einer für die Zwanziger Jahre typischen Bubikopffrisur sitzt sie an der Südwand des Wohnzimmers zwischen zwei Fenstern, die den Blick freigeben in die grandiose Bergwelt des Hochtals von Davos. Zeichnungen, Skizzen, Holzschnitte entstehen – und Photographien. Eine zeigt die sich schminkende, nackte Tänzerin in eleganter Haltung, wirkungsvoll in Szene gesetzt vor einem Schränkchen mit der geschnitzten Figur der nackten Gerda. Auf einem weiteren Photo tanzt Nina Hard, nur mit einem Baströckchen und Schuhen bekleidet, im oberen Geschoß des »Lärchenhauses« auf Kirchners gestreiftem Karawanenteppich. Ihre Konturen werden durch die wirbelnde Bewegung

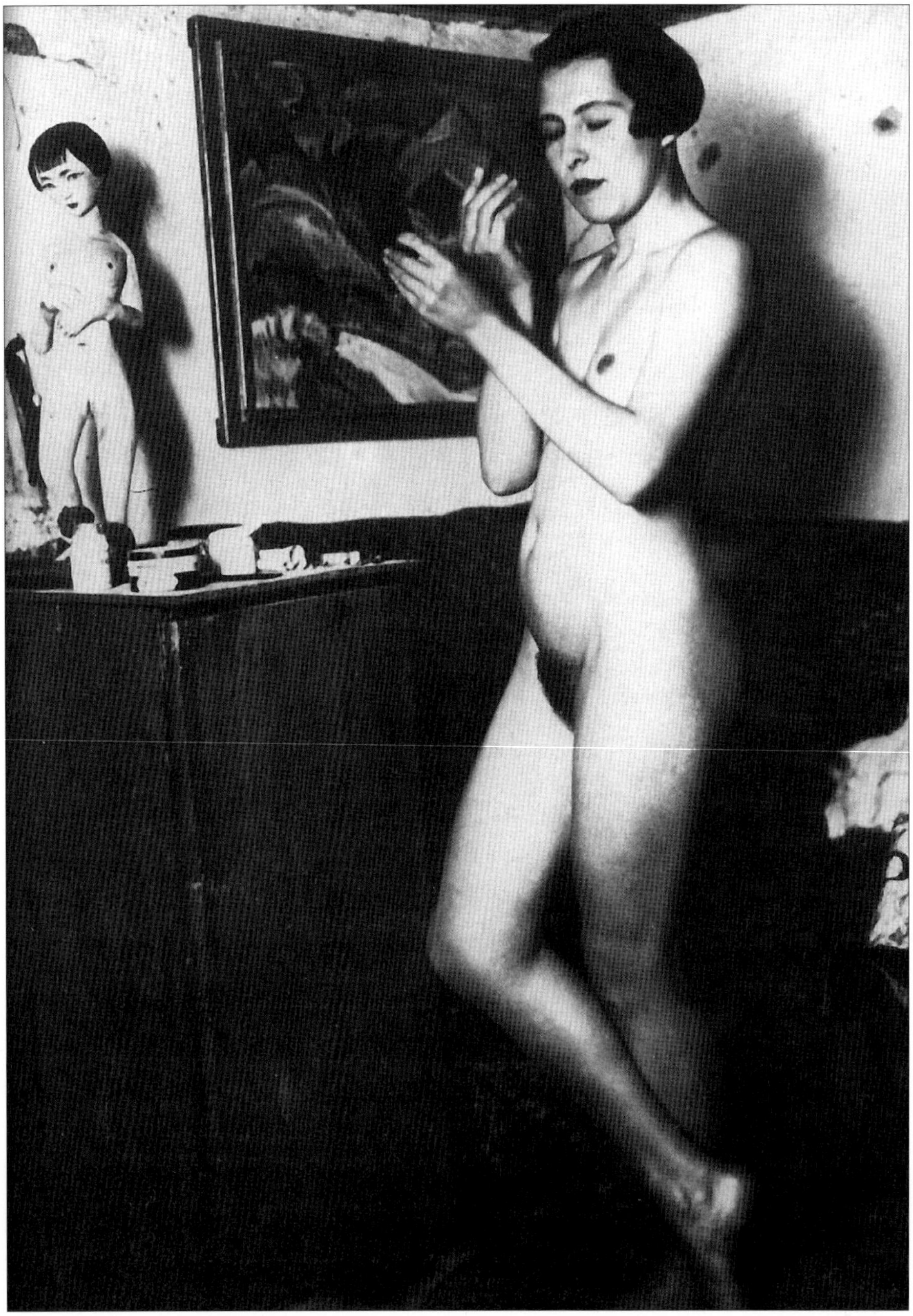

Die Tänzerin Nina Hard in Kirchners Haus »In den Lärchen«, 1921, Photographie

verwischt. Der Körper löst sich aus aller Gebundenheit, aller Erdenschwere und vermittelt den schwebenden Eintritt in die Bereiche der Ekstase. Kirchner erweist sich als glänzender Photograph, der auch in diesem Metier seine nur ihm gehörende Auffassung vom Wesen und Inhalt der Kunst verwirklicht. Auf demselben Teppich tanzt Nina Hard anläßlich eines Auftrittes in der Zürcher Heilstätte Clavadel vor dem von Ernst Ludwig Kirchner geschaffenen Bühnenbild. Eine Besprechung in den »Davoser Blättern« vom 6. Oktober 1921 lobt das Ereignis als »fesselnden Tanzabend. In das schmucke Vestibül war von E. L. Kirchner, Frauenkirch, eine Bühnendekoration eingebaut, die sich ausgezeichnet in den Rahmen fügte«. Der Maler hatte sich sehr um den Erfolg seiner aufreizenden Muse bemüht. Die Initiative zu dieser Veranstaltung war von ihm ausgegangen. Daß er sich zudem gestalterisch an der Durchführung beteiligt und auch ein wundervolles Plakat liefert, spricht für sein vertieftes Engagement. »Die Aufführung verlief glänzend«, teilt er Nele van de Velde brieflich mit.

Nach Ernas Rückkehr aus Berlin kommt es in der nicht ganz unproblematischen Situation zu einem gelinden Einvernehmen. Dafür sprechen wiederum Photos, die Nina Hard und Erna Schilling zeigen, wie sie zusammen nackt im Tobel des Sutzibaches baden und dabei für den unermüdlichen Photographen posieren. Erna erscheint gelöst und – was selten geschieht –, sie lächelt. »Meine Frau und Nina Hard haben sich gesonnt, da konnte ich manches Interessante sehen.« Anfang Oktober kehrt die Tänzerin nach Deutschland zurück, verschwindet gleichsam aus Kirchners Leben. 1925 heiratet sie den damals bekannten Regisseur und Schauspieler Forster-Larinaga. Dieser stirbt jung. In zweiter Ehe verbindet sich Nina Hard mit dem aus dem Baltikum stammenden Magnus Henning, den sie in Berlin auf einem der berühmten Feste der Reimann-Schule kennengelernt hatte. Er gehört als Pianist zum Ensemble des Kabaretts »Pfeffermühle«, das bis 1933 in München ansässig ist und dann aufgrund der veränderten politischen Verhältnisse nach Zürich übersiedelt. Von dort aus begleitet sie ihren Mann auf Tourneen und gelangt noch einmal nach Davos. Eberhard W. Kornfeld hat recherchiert, der Maler und sein Modell seien sich bei dieser Gelegenheit begegnet. Kirchner sei von ihrer Entwicklung und ihrem Aussehen sehr enttäuscht gewesen und habe sich nicht mehr vorstellen können, für diese Frau etwas empfunden zu haben. In ihrem weiteren Lebensweg trennt sie sich noch 1933 von Magnus Henning und geht mit zwei Kindern nach Brasilien zu ihrem Bruder. Dieser habe sich aber mit der Lebensführung seiner Schwester nicht anfreunden können. Daraufhin sei sie nach Europa zurückgekehrt und 1975 im Tessin gestorben. Ein spätes Photo, erst kürzlich aufgetaucht, zeigt sie als ältere Dame, unverändert mit Bubikopf und der schmalen, eleganten Figur einer Tänzerin.

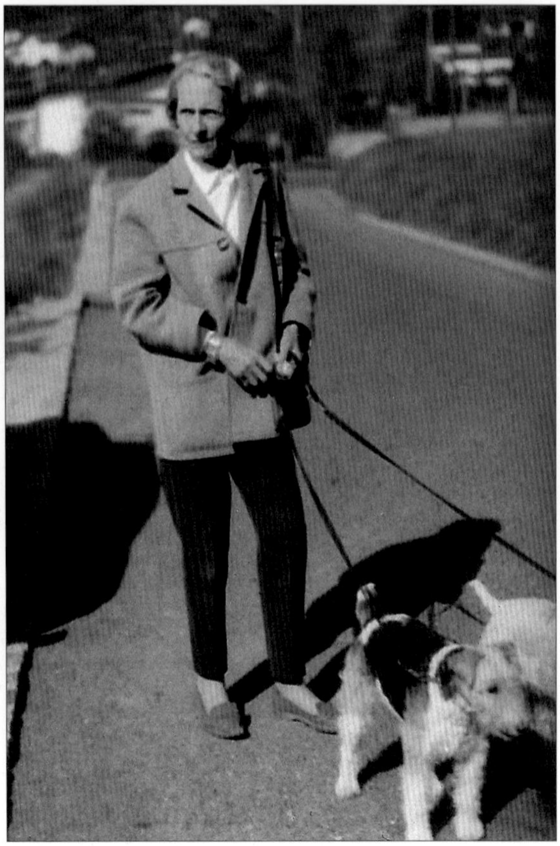

Die ungefähr 60jährige Nina Hard, Locarno, 60er Jahre, Photographie; Kirchner Museum Davos

Lise Gujer

Ernst Ludwig Kirchner findet in Lise Gujer eine gleichwertige künstlerische Kraft. Sie gestaltet nach seinen Entwürfen farbige Wandteppiche. Die außergewöhnliche Frau wird nach Kirchners und Ernas Tod die zuverlässigste Zeugin seines späten Lebens und Schaffens.

Wer in der »Gruoba«, dem alten, stilvollen Walserhaus am Sertigbach bei Clavadel, Gast von Lise Gujer war, erlebte eine intelligente, selbstbewußte Frau mit einer reichen Skala menschlicher Werte, die nicht zuletzt auch etwas von Eßkultur verstand und wundervoll kochen konnte. Lise Gujer durchschritt ein schmerzvolles und vielleicht gerade deshalb außergewöhnlich intensives Leben, voller Schönheit und schöpferischer Fülle. Ihr Haus, das sie drei Jahre nach Kirchners Tod erwirbt, versteht sie als Gedächtnisstätte für den künstlerischen Weggefährten und Freund. Seine Arbeiten schmücken die Zimmer, Zeichen der Zusammenarbeit, Zeugnisse der Verehrung. Margrit Mattli hat das Haus und seine ungewöhnliche Bewohnerin später oftmals besucht: »Überall war sein Geist anwesend: Im Vorhaus nahm den Eintretenden die schwere, dunkle Türe in Bann, die Kirchner mit dem ›Alpaufzug‹ und dem ›Tanz des Mannes zwischen zwei Frauen‹ geschnitzt hatte. In der gemütlichen Arvenstube mit dem grünen Steckborner Kachelofen hingen seine Bilder ›Alp im Schnee‹, ›Aufgehender Mond‹, ›Blumen‹ und ihre Teppiche, standen die von Kirchner mit zwei Akten verzierte geschnitzte Fruchtschale und das Brotbrett; im Schlafzimmer im oberen Stock Kirchners selbstgeschaffenes Bett mit der afrikanischen Decke, der geschnitzte Spiegel mit der kleinen Bank, auf deren Seiten die beiden Müllerkinder dargestellt sind, wieder Bilder ... Dazu sein ehemaliger Schreibtisch mit dem Davoser Tagebuch, das 1968 von Dr. Lothar Grisebach in gekürzter Form veröffentlicht wurde. Auch die Stühle mit dem figürlichen Schmuck fanden sich hier. Von diesen figurenverzierten Möbeln Kirchners lässt sich sagen, dass seine Kenntnis der Kunst der primitiven Völker hier entscheidend mithalf, diese sehr eigenen Gestaltungen zu schaffen, die absolut keine Nachahmungen darstellen ... Im neu erbauten Querteil des Hauses hatte sich Lise ein geräumiges Atelier eingerichtet, wo sie oft den ganzen Tag hindurch, fast ohne zu essen, am Webstuhl sass. Hier hing das grosse Porträt in Öl, das Kirchner im Jahre 1927 von ihr gemalt hatte.«

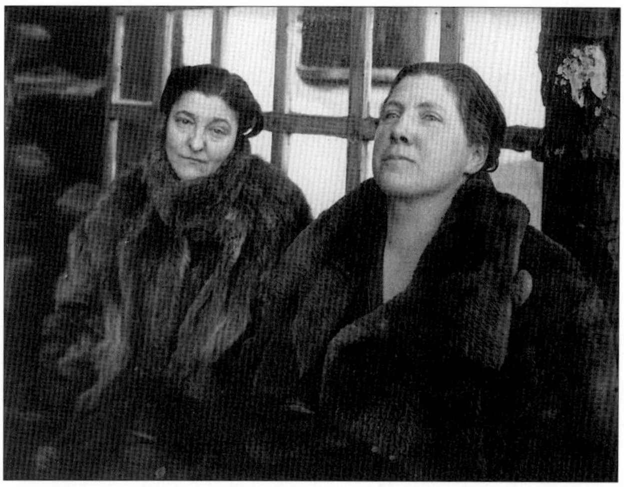

Erna Kirchner (Schilling) und Lise Gujer, um 1935, Photographie; Kirchner Museum Davos

Als drittes Kind einer angesehenen Familie wird Lise Gujer am 6. Dezember 1893 in Zürich geboren. Der Vater, Fell- und Häutehändler – Kirchner bezeichnet ihn einmal fälschlicherweise als »Metzgermeister« –, bekleidet als markante Persönlichkeit das Amt eines Stadt- und Kantonsrates. Die

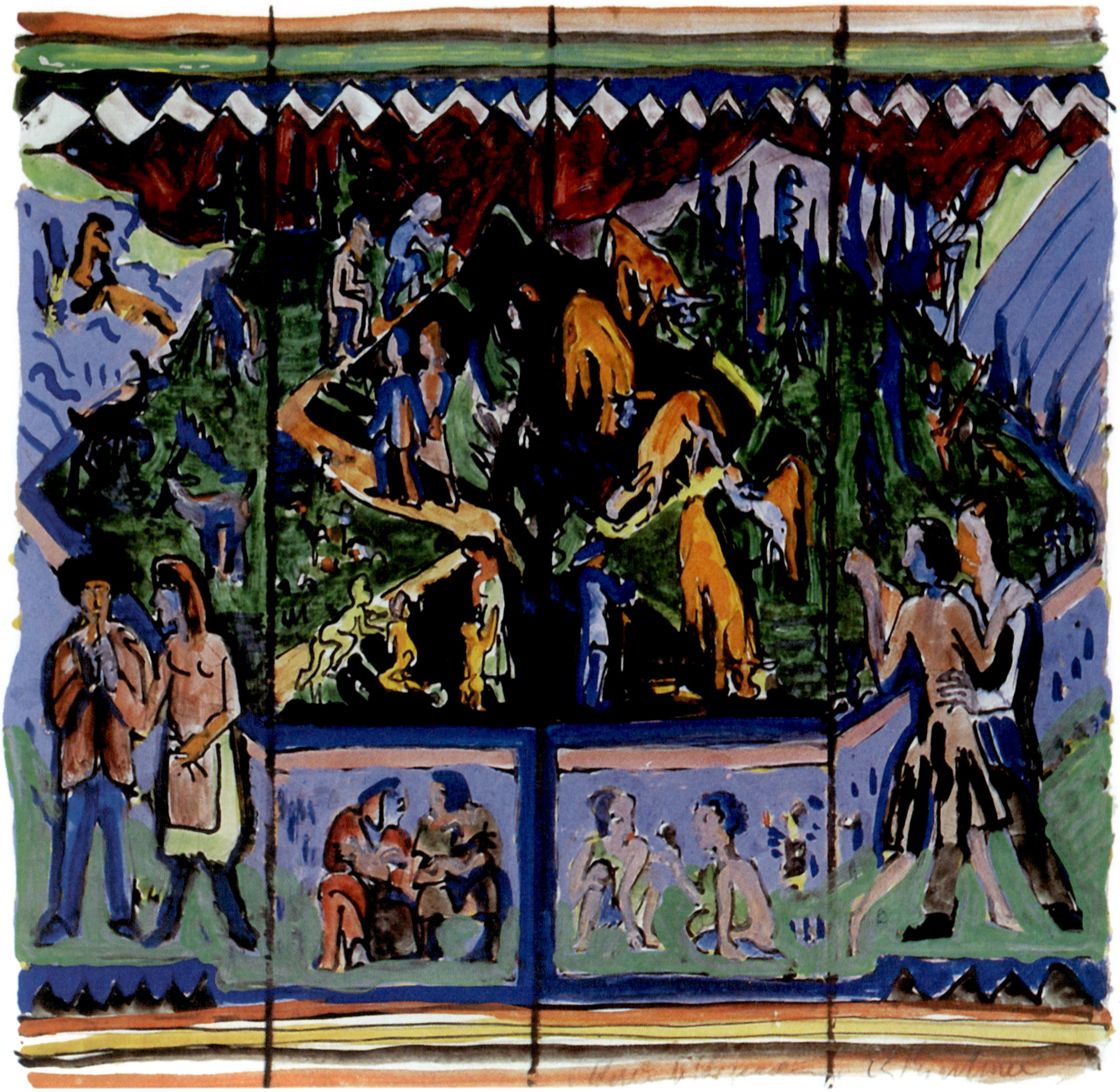

Das Leben, 1927,
Aquarell, Gouache und schwarze
Tusche über Bleistift,
31,6 x 36,9 cm; Privatbesitz

stille, zurückgezogen lebende Mutter sorgt für eine glückliche Jugend ihrer fünf Kinder. Allerdings kränkelt Lise und kann deshalb das örtliche Mädchengymnasium nicht besuchen. Ihre Eltern schicken sie zur Erholung in das Privatsanatorium von Dr. Frei nach Clavadel bei Davos. Dort ist sie schon bald nicht mehr Patientin, sondern tatkräftige Mitarbeiterin. Kranke zu betreuen, entspricht ihrem Wesen. Sie hilft mit Hingabe und übernimmt es, Kinder nach der Behandlung zu ihren Eltern zurückzubringen. Auf solchen Reisen gelangt sie bis nach Argentinien und Paraguay. Seit 1918 leitet sie das Kurhaus Clavadel. Allmählich sammelt sich um sie ein geistig hochstehender Kreis, zu dem der Schriftsteller Jakob Bosshart und der Philosoph Karl Jaspers gehören. Mitten in dieser erfüllten Umgebung trifft die junge, gerade siebenundzwanzig Jahre alte, lebensbejahende Frau ein furchtbares Unglück. »Es war im Jahre 1921, als Lise eines Abends bei einer Nachbarin Kartoffeln holen wollte. Da diese gerade am Haarewaschen war, bat sie Lise, doch selber im Keller welche zu holen. Dabei fiel Lise die enge, dunkle Treppe hinunter und brach sich den Fussknöchel. Sie lag sechs Monate im Davoser Spital und wurde zweimal operiert. Nach der zweiten Operation blieb das Bein krumm ... Jahrelang musste Lise mit einer Maschine bis zum Knie herumgehen. In dieser Zeit ist sie dem Maler E. L. Kirchner, der damals auf der Längmatte in Frauenkirch wohnte, zum erstenmal begegnet und fand sofort innigen Kontakt mit ihm. Sie litt schwer an der Verkrüppelung ihres Fusses, war sie doch stets ein sehr lebhaftes, lebensfrohes Mädchen gewesen, das nur zu gerne tanzte ... Kirchner, der sich nebst der Malerei auch in Schnitzereien, Stickereien und neuerdings in Webereien auszudrücken versuchte, kam mit seinen Plänen und Vorlagen zu ihr. Lise versuchte, die auf Packpapier skizzierten Vorbilder aus Wolle nachzuweben ... Aber mit der üblichen Webtechnik kam es zu keinem die beiden zufriedenstellenden Erfolg. Die Teppiche wirkten infolge des grauen Leinenzettels blass, wie verschwommen, und Kirchner notierte enttäuscht im September 1923 in seinem Tagebuch: ›Fräulein Gujer hat die Wandbespannung fertig gewebt ... Es geht nicht so weiter, da alles in Grau erstickt.‹ In mühsamen, ausdauernden Versuchen gelang es Lise schliesslich, alle Unzulänglichkeiten auszuschalten, die Teppiche erblühten in ihrer ganzen Schönheit unter ihren unermüdlich tätigen Händen. Begeistert schreibt E. L. Kirchner jetzt in sein Tagebuch: ›Ich sehe eine neue Art zu malen möglich werden. Mit freien Flächen, worauf ich schon immer zusteuerte. Die Weberei und Stickerei lösen diese Art aus.‹ Es entstanden ›Menschen in der Landschaft‹, ›Hirt‹, ›Blumenteppich‹, ›Tänzerin‹ ... Lise war glücklich, und das Lob Kirchners gab ihr innere Sicherheit und Ausgefülltsein. Es war ein gegenseitiges Geben und Nehmen zwischen den beiden, ein fruchtbares, schöpferisches Zusammenschaffen. Lise war oft mit Erna und Ernst Ludwig Kirchner zusammen. Davon zeugt auch der Holzschnitt, auf welchem Lise und Erna im Kirchnerhaus auf den von Ernst Ludwig geschnitzten Stühlen am Kaffeetisch plaudern. Dieses Blatt hat E. L. Kirchner Lise Gujer zu Weihnachten 1925 mit einer eigenhändigen Widmung geschenkt.«[16]

Mit ihren Teppichen beteiligt sie sich an Ausstellungen in Deutschland. 1925 werden sie auf der »Exposition International des Arts Décoratifs« in Paris gezeigt. Die Zusammenarbeit mit Ernst Ludwig Kirchner gipfelt in dem Hauptwerk »Das Leben«, entstanden 1927/28, mit den Abmessungen 265 mal 289 Zentimeter. Am 7. September 1927 hatte Kirchner dem Frankfurter Sammler Carl Hagemann eine Skizze gesandt und geraten: »Wenn es Ihnen recht ist, will Frl. Gujer ein … Stück weben, genau nach Ihrer Größenangabe … Was den Preis betrifft, so soll der Teppich … 1500 frcs. kosten. Der Preis ist ein sehr niedriger, wenn man die Wollmengen und die Arbeit bedenkt, die nötig sind. Dazu kommt, dass es Originale sind, die nur einmal existieren.« Am 26. September meldet Kirchner dem Sammler »Frl. Gujer wartet schon sehnlich auf den Entwurf« und spricht von drei bis vier Monaten Arbeit. Ende März 1928 kündigt er an: »Ihr Vorhang wird sehr schön« und ergänzt am 15. April: »Das Ganze sieht wundervoll aus. Solche Webereien gibt es nirgends bisher.« Bald darauf kann er die Fertigstellung mitteilen. Der Endpreis wird einvernehmlich »in Anbetracht der langen Arbeit und der Wollkosten« auf 1800 Franken festgesetzt. In einer Geste, die den großzügigen Sammler kennzeichnet, überweist dieser 2000 Franken als »Wertbrief in Banknoten auf Kirchners Postfach in Davos-Platz« und bedankt sich am 11. Juni bei Lise Gujer: »Ich wollte Ihnen hierdurch meinen herzlichsten Dank aussprechen für die große Mühe, die Sie sich gemacht haben, die zu so einem herrlichen Kunstwerk wurde, wie es kaum noch ein zweites auf dem Gebiete der Weberei wieder zu finden ist. Die Leuchtkraft und die ganze Komposition ist so erstaunlich, daß viele Bilder dagegen verblassen und sich nur schwer dagegen halten können.«[17]

Die letzte Bemerkung wird Kirchner nicht gefallen haben. Hagemann hat aber insofern recht, als Lise Gujer in ihrer Arbeit falsch beschrieben wäre, sähe man in ihr lediglich eine ausführende Mitarbeiterin. Margrit Mattli berichtet, sie habe die Entwürfe Kirchners bei Lise Gujer gesehen: einfache Kompositionszeichnungen mit Farbangaben. »Der Anteil Lise Gujers an dem, was entstand, war sehr groß, die Farbbestimmung sehr schwierig. Erst als es der Firma Pedolin in Chur gelang, die Wolle genau einzufärben, kam der unverkennbare ›Kirchnerton‹ in die Wirkereien.«

Seit 1966 zählt der Hagemann-Teppich »Das Leben«, 1932 von Lise Gujer noch um Seitenstreifen ergänzt, unübertroffen in Größe und Figurenreichtum, zum kostbaren Besitz des Städelschen Kunstinstituts in Frankfurt am Main.

Als Kirchner am 15. Juni 1938 freiwillig aus dem Leben ging, trifft sein Tod auch Lise Gujer. Es ist ihr nicht mehr möglich, Arbeiten nach seinen Entwürfen zu schaffen. Der Webstuhl verwaist. Erst die eindringlichen Bitten von Hans Bolliger, eines Sammlers auch der Kirchnerschen Druckgraphik, bringen sie in den fünfziger Jahren dazu, die Arbeit fortzusetzen.

Mit Erna Kirchner bleibt sie verbunden. Zwei Photos zeigen sie zusammen am »Wildbodenhaus«. Als Erna sich von einigen Gegenständen trennt, erwirbt Lise Gujer das »Erna-Bett« und jene große, doppelseitige Tür, die sie 1942 in die Eingangshalle ihres Hauses »Gruoba« einbauen läßt (heute Neue Nationalgalerie, Staatliche Museen zu Berlin). Sie besitzt zudem eine große Anzahl von Skizzen, Zeichnungen und Aquarellen. Ihr Haus wird der Ort – ein Zimmer nennt sie »Kirchner-Mausoleum« –, an welchem viele dem Werk Kirchners erstmals begegnen. Deshalb ist es eine große Freude für Lise Gujer, als Eberhard W. Kornfeld 1962 das nahe »Wildbodenhaus« erwirbt, einfühlsam restauriert, seine eigene Kirchner-Sammlung vor Ort unterbringt und der Öffentlichkeit zugänglich macht. Sie kannte Kirchners Wunsch, ein ihm gewidmetes Museum in Davos möge seine Arbeiten zeigen.

Sie erlebt auch noch, wie Lothar Grisebach mit der Herausgabe des von ihr gehüteten Davoser Tagebuchs beginnt. Das unerhörte Dokument eines unerhörten Lebens – lange Jahre in Lise Gujers Besitz, niedergeschrieben zwischen 1919 und 1927 auf 476 Seiten mit 77 Zeichnungen und 30 eingeklebten Photographien – gilt bis heute zusammen mit seinen 180 Skizzenbüchern als die eigentliche Quelle zum Verständnis von Leben und Werk des notorischen Außenseiters. Wenige überstanden seine Grobheiten, seine zermürbenden, zumeist unberechtigten Verdächtigungen. Zu ihnen zählt Lise Gujer, die einen starken Charakter besaß und eine angeborene Autorität. Wer ihr begegnet ist, spricht von ihr mit Hochachtung, nicht zuletzt, weil sie dem Werk Kirchners selbstlos diente: Als der amerikanische Kirchner-Forscher Gordon das Werkverzeichnis der Gemälde von Ernst Ludwig Kirchner erarbeitete, wurde sie ihm zur unentbehrlichen Stütze. Niemand sonst konnte aus eigenem Wissen und Erleben so viel beitragen. Nach Ernas Tod 1945 war sie die Zeugin, die man befragte und deren Urteil galt.

Lise Gujer starb am 13. März 1967. Bei der Trauerfeier sprach Eberhard W. Kornfeld von ihrer »Aufgabe und der Sendung, deren Erfüllung Lise Gujer mit so viel Taktgefühl nachgekommen sei.«

Kirchners Mutter

Maria Elise Malwina Berthe, geb. Franke

Kirchners Verhältnis zu seiner Mutter gestaltet sich zeitlebens schwierig. Er beklagt, daß sie ihn nie verstanden habe. Trotzdem schätzt er sie und ist bei ihrem Tod tief betroffen.

Ernst Ludwig Kirchner hat seine Mutter nicht gemalt. Es gibt kein Ölbild, kein Aquarell, kein Pastell von ihr. Nur eine Radierung, entstanden um 1920, sowie vier Bleistift-Zeichnungen in einem Skizzenbuch von 1926. Dieser Tatbestand kommt nicht von ungefähr. Daß die vielleicht etwas enge, dem »Treiben« ihres ältesten Sohnes abgeneigte, wohl auch besorgte Mutter, Tochter eines Kaufmanns aus Gransee in der Mark Brandenburg, mit einer Künstlerexistenz Probleme hatte, liegt auf der Hand. So bleibt zeitlebens eine unüberbrückbare Distanz, die schon früh, um 1904, einsetzt: »Durch von Bekannten überbrachte Weibergeschichten und die Ablehnung meiner Frau [Line] flog [ich] zu Haus hinaus … stand ich mit einemal vor dem Nichts.« Nach dem Tod seines Vaters 1921, zu dessen Beerdigung er als ältester Sohn nicht nach Chemnitz reist, gestaltet sich das Verhältnis zu seiner nun allein lebenden Mutter weiterhin schwierig. Kirchner konstatiert: »Sie versteht mich nicht, Sie hat mich nie verstanden.« Als der Fünfundvierzigjährige sie dann nach langen Jahren Ende 1925/Anfang 1926 in Chemnitz, Agricolastraße 2, besucht, überkommt ihn ein eher ungewohntes Empfinden: »Ankunft in Chemnitz um 11 Uhr nachts … Ich fuhr mit der Elektrischen bis Weststraße. Mutter kam die Treppe herunter und ließ mich ein, sie war sehr erfreut. Wir saßen noch bis 2 Uhr nachts auf und erzählten uns von allem. Mutter ist rüstig wie immer. Stets tätig und rasch. Etwas dicker geworden als früher, aber gesund und wohlauf. Es freut mich sehr, daß sie eine so gute Natur hat, denn dadurch habe auch ich Hoffnung, alt zu werden … Gestern nachmittag waren wir in der Stadt. Mutter wollte nichts gekauft haben, leider, ich möchte ihr gern eine Wolljacke oder anderes schenken, aber sie sträubte sich. Schade, so schenkte ich ihr weißen Flieder und Nelken und etwas Schoko. Am Abend saßen wir bei Punsch bis 12 Uhr auf. Es war sehr nett und friedlich … Man merkt ihr ihre 74 Jahre nicht an, sie ist ganz wie früher im Bösen wie im Guten absolut nichts geändert. Sie stichelt noch genau so gern wie früher, nur dass sie nicht mehr dieselbe Erfahrung damit hat als früher, d. h. sie reizt mich nicht mehr damit, weil ich sie durchschaue und lache sie dann aus, da stutzt sie, das ist sie nicht gewohnt und wechselt schnell das Thema. Es ist sehr lustig oft … Ich bin froh, dass es meiner Mutter so gut geht, ihre Klagen

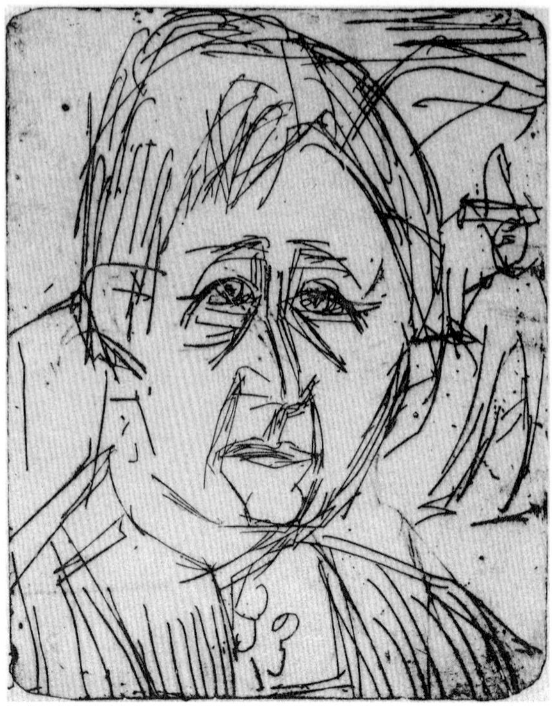

Kopf der alten Frau Kirchner, um 1920, Radierung, 24,6 x 20,1 cm; Privatbesitz

sind nur humoristisch zu nennen. Sie ist eine richtige unvernünftige Eva mit all dem quirrlichen Temperament ihrer Rasse und Art. Grossartig und oberflächlich, klug und neugierig, kurz alles, was man wünschen [kann]. Wir unterhalten uns grossartig – und gehen oft in Kino und Theater. Ihre Kleidung ist ja leider unmöglich, aber es ist nichts zu machen, und weil ich da einiges auf die Finger bekam, lasse ich sie laufen, wie sie will. Hier hat die Kleinstadt sie eben zurückgehalten, sonst würde sie bei ihren geraden Beinen etc. sicher gute Figur machen. Ihr Haar ergraut jetzt ganz leicht aber kaum sichtbar, was ihr gut steht. Ich habe sehr viel Ähnlichkeit mit ihr sonst etwas zuviel Gutmütigkeit, Einschlag des Vaters, deshalb fehlt mir die Gabe des Repräsentierens, die sie auch heute noch so sehr hat, dass sie die Leute fürchten. Jedenfalls ist es ganz gut für mich, so mit ihr ein paar Tage zu leben, denn ich lerne für mich selbst und sehe manches ein. Was hätte diese Frau in der Hand eines richtigen Mannes alles werden können.«

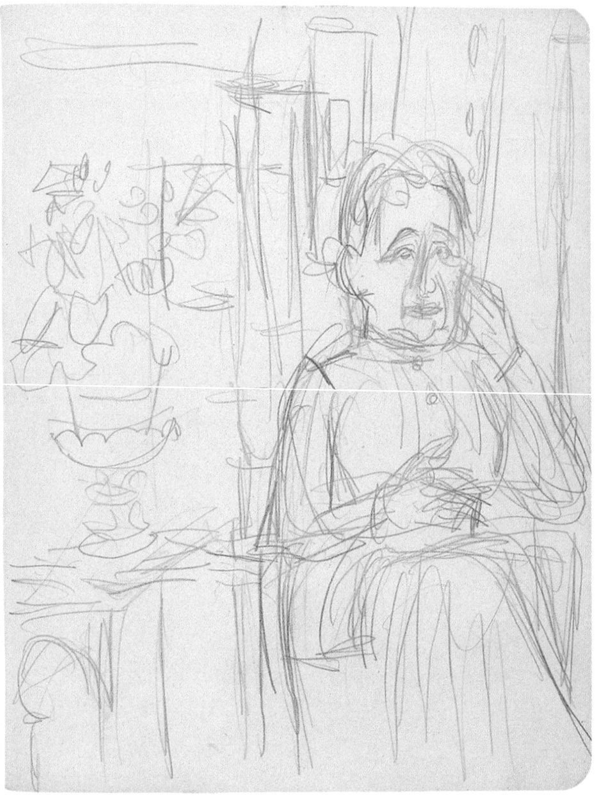

Frau Dr. Bauer, 1926, Skizzenbuchblatt; Kirchner Museum Davos (SKB 89/3)

Kirchner wertet das Verhältnis zu seiner Mutter in der üblichen Art. Mütter behandeln ihre Söhne gern lebenslang als Kinder; Söhne mäkeln ebenso gern an ihren Müttern herum – und meinen nicht selten ihre Ehefrauen. Was Kirchner über seinen Vater sagt, ist allerdings eine grobe Unverschämtheit. Er sei kein »richtiger Mann« gewesen; mit einer Frau wie Kirchners Mutter hätte man (Mann) ganz anders umgehen müssen. Versteckt spricht er letztlich von Erna und sich, wobei er die für ihn unumstößliche Macho-Wahrheit dekretiert: Die Frau ist das, was der Mann aus ihr macht. Er formt sie, erweckt sie gleichsam zum Leben – wie in der Sage Pygmalions, der sich erst in das von ihm geschaffene Bild einer Jungfrau verliebte.

In diesen Tagen entstehen die vier Porträt-Skizzen seiner Mutter. Als er nach kurzer Abwesenheit erneut zu ihr zurückkehrt, notiert er: »Mutters Empfang war sehr herzlich und nett, wir saßen bis 3 Uhr nachts, ehe wir zu Bett gingen … Ich rauche ihr zuviel. Wir gehen viel aus zusammen und Mutter ist sehr froh, daß sie jemand hat. Ich auch, ich fühle mich ruhig und sicher bei ihr und bliebe am liebsten immer da. Aber das geht ja nicht.« Die Empfindung »ich bliebe am liebsten immer da« bewegt offenbar auch Kirchners Mutter: »Sie hat es gern, wenn ich lange hierbliebe, und ich bin so froh, so in Ruhe hier zu sitzen.« Dann kommt es zu einer Verstimmung. »Etwas Uneinigkeit durch Walters [Kirchners jüngerer Bruder] Brief und Wertpapiersendung. Heute abend nach dem Kränzchen Mutter wieder gut und nett.«

Bald darauf ist er nach Frauenkirch zurückgefahren. Obwohl Kirchner im Juni 1926 zur Eröffnung der Internationalen Kunstausstellung nach Dresden reist, sieht er seine Mutter nicht wieder. Als sie am 23. Dezember 1928 stirbt, siebenundsiebzig Jahre alt, wird auch sie in Abwesenheit ihres ältesten Sohnes zu Grabe getragen. »Am 23. Dez. 28 starb meine liebe Mutter, nun ist das Elternhaus für immer fort und ich bin bald 50 Jahre alt. Wie lange noch, dann gehe auch ich.«

Es fällt auf, daß Kirchner hier mit keinem Wort erwähnt, was ihm seine Mutter bedeutete. Schon sehr bald ist er mit Wehmut und Selbstmitleid bei sich angekommen. Wie er ihr letztlich gegenübersteht, zeigt schließlich doch ein Brief an das Ehepaar Knoblauch: »... dieser Tod hat mich im Innersten getroffen ... Sie war ein Weib in höchster Potenz aller weiblichen Eigenschaften und die Mutter war viel weniger ausgebildet in ihr«.

Dem Sammler Carl Hagemann in Frankfurt schreibt er: »Lieber Herr Doktor, meine Mutter ist gestern gestorben. Es hat mich tief gepackt, trotzdem ich eigentlich keine geistige Verbindung zu ihr hatte. Aber zu fühlen, daß der Mensch, der mir selbst in seinem Leibe das Leben gegeben hat, nun in einigen Tagen ein kleines Häuflein Asche ist, ist ein so schlagender Beweis für die Vergänglichkeit, daß es einem aufs äußerste anfeuert, diese kurze Spanne Zeit des Lebens zu benutzen, um das höchstmögliche an Leistung zu vollbringen. Ach ich hatte es ihr so gewünscht, daß sie 100 Jahre lebte oder mehr, denn sie lebte gern. Nun ist sie in ihrem Bett eines Nachts still eingeschlafen und nicht mehr erwacht. Gewiß ein schöner Tod. Das Herz versagte. Ich hörte einige Nächte vorher einen schwachen Ruf von ihr, aber sie wollte nicht, daß ich kam. Nun sie tot ist, fiel die Tür des Elternhauses endgültig zu. Wenn es vielleicht auch nur in der Fantasie existierte, denn ich war ja das schwarze Schaf in der Familie, so ist dem Spiel der träumenden Möglichkeiten doch durch die Tatsache ein Ende gemacht worden. Gewiß, sie hat mich nie verstanden, von jung auf nicht, aber sie hatte doch diese reine Liebe, die einzige vielleicht in der Welt, die wirklich rein ist, weil sie jenseits steht von Zweck und Moral ... So war sie nur heiter und schlagfertig, denn sie hatte französisches Blut. Und das danke ich ihr, sonst hätte das dunkle Erbe des Fanatismus der märkischen Pastorengeneration meines Vaters mich längst der Selbstzerstörung anheim gegeben. Doch verzeihen Sie, daß ich so nur von mir rede.«

Zweifellos ein bewegendes Dokument, in dem Kirchner das Verhältnis zu seiner Mutter und zu seinem Elternhaus zu klären sucht. Dann aber schafft er es wiederum nicht, von sich selbst abzusehen. Der Schlußsatz belegt, daß er um seine Schwäche weiß, ihr aber dennoch immer wieder erliegt.

Mary Wigman

Ernst Ludwig Kirchner begegnet 1926 in der Tänzerin Mary Wigman einer Künstlerin, die von vergleichbaren Gestaltungsideen beseelt ist wie er selbst. Er zeichnet während ihrer Proben, hält das bewegte Geschehen in ungezählten Skizzen fest.

»Unmittelbar und unverfälscht«, wie es das »Brücke«-Programm niedergelegt hatte, begegnet das Wesen des Menschen im Tanz. Tanz ist für Ernst Ludwig Kirchner eine Ausdrucksform, in der unbekannte, unbetretene Tiefenschichten sichtbar werden. Das geschieht weniger im klassischen Ballett mit seinem strengen Reglement. Schon 1905 fesseln den Künstler die freieren Formen, wie er sie in den Varietés, Kabaretts, Nachtcafés und im Zirkus antrifft. Ihn fasziniert vor allem jener kleine Augenblick, in welchem die Bewegung auf dem Gipfel zwischen Aufsteigen und Abklingen gleichsam stehenbleibt, um dann schwebend, leicht und gelöst zu verklingen. Diesen Augenblick ›außerhalb der Zeit‹ sucht er in unendlich vielen Skizzen festzuhalten. Um seinetwillen treibt es ihn in die einschlägigen Etablissements, von denen er seinen »Brücke«-Freunden auf Postkarten berichtet: »Russische Tänzerin im Central ganz nett«, »Liane d'Eve etoile parisienne kolossal raffinierte Ausstattung«, »Prachtvolles Weib«, »Altes Ballhaus sehr interessant, Weiber nicht sehr raffiniert«, »Heute den ersten Breitspagat gesehen«. Im Mai 1912 zeichnet er eine Postkarte mit »Drei Tänzerinnen« und sendet sie von Köln aus an Erich Heckel: »Varietés ziemlich unbedeutend«.

Über dieser Halbwelt liegt für ihn immer auch ein Hauch von Verruchtheit, von Unbehaustheit und Boheme, in der manches geschieht, was im wilhelminisch-bürgerlichen Leben sonst undenkbar ist. Kirchner lädt Artisten des in Dresden gastierenden Zirkus Schumann zu sich ins Atelier. Sam, der riesige Farbige, und die beiden Tänzerinnen Milly und Nelly bewegen sich frei und nackt, während Kirchner und Heckel ihre gleitenden Bewegungen, ihre fließende Eleganz skizzieren, umgeben von nicht nur künstlerisch stimulierender Erotik. 1912 lernt er in Berlin die Schwestern Gerda und Erna Schilling kennen, beide Tänzerinnen in Varietés und Nachtclubs. 1921 bittet er Nina Hard zu sich nach Frauenkirch. In ihr begegnet er erstmals dem freien Ausdruckstanz. Und als Kirchner in den ersten Monaten des Jahres 1926 nach Deutschland fährt, besucht er die Proben der Ballettschule von Mary Wigman in Dresden. »Heute erster großer Eindruck bei Mary Wigman. Ich empfinde das Parallele, wie es sich in ihren Tänzen ausdrückt in der Bewegung der Massen, die die Einzelbewegung verstärken durch die Zahl. Es ist unendlich anregend und reizvoll diese Körperbewegungen zu zeichnen. Ich werde davon grosse Bilder malen. Ja, das was wir geahnt haben, das ist doch Wirklichkeit geworden. Die neue Kunst ist da. Mary Wigman benutzt vieles aus den modernen Bildern unbewußt und das Schaffen eines modernen Schönheitsbegriffes ist ebenso in ihren Tänzen am Werke wie in meinen Bildern.« Nach Frauenkirch berichtet er in einem Brief an Erna: »Ich bin jetzt schön in der Arbeit drin und zeichne täglich in der Wigman-Tanzschule. Dieser Tanz gibt mir doch viel, er hängt sehr mit unserer Moderne zusammen.«

Die bedeutende Tänzerin, 1886 in Hannover geboren, hatte nach einer musikpädagogischen Ausbildung auf Empfehlung Emil Noldes die »Sommerschule für Bewegungskunst« von Rudolf Laban auf dem Monte Verità bei Ascona besucht. Als gefeierte Solistin reiste sie durch Deutschland, die Schweiz und gastierte mit großem Erfolg in den USA. Kirchner lernt sie durch den Kunstkritiker Will Grohmann kennen. Als Mary Wigman eine Aufführung vorbereitet, war der Maler und Zeichner mit seinem Skizzenbuch tagelang anwesend. »Unser stärkster Kontakt war 1926, als er … zu den Proben für einen ›Totentanz‹ kam. Er hat unzählige Skizzen gemacht. Ich habe manches gute Gespräch mit ihm geführt. Am schönsten aber war das stillschweigende Einvernehmen, das Einverständnis in künstlerischen Fragen«, resümiert die anerkannte Choreographin.[18] Was ihn anzog, war ihre Gestaltungskraft voller »Ruhe, Phantastik und flutender Bewegung«. Und es kam noch etwas hinzu: Wenn Kirchner eine Tänzerin, eine Tanzgruppe zeichnet, sucht er nicht den Menschen, der eine Bewegung ausführt. Er sucht den von der Bewegung ergriffenen Menschen. Mary Wigman sprach vom »tanzgewordenen Körper, der sich zum Instrument wandelt«. Das deckt sich mit Kirchners Vorstellung vom ganz an sein Werk hingegebenen Künstler, der nicht Kunst macht, sondern den die Kunst erfaßt. Was er damit meint, schreibt er auf die Rückseite einer Photographie. »Der Tanz einer Tänzerin gibt uns etwas, was außerhalb der Zurschaustellung ihres Körpers liegt … was Kunst gibt, ist geistig und seelisch. Verstanden oder gar gefühlt wird es heute ebensowenig wie etwas in der Malerei, ihrer Schönheit von Linien und Flächen.« Im Tanz vollzieht sich jene Bewegung, in welcher die Ekstase Form gewinnt. Das mechanische Gleichmaß der Chronologie, der tickenden Uhr, bleibt zurück. So auch, wenn Kirchner im Gipfelpunkt der durch die Skizze gebannten Be-

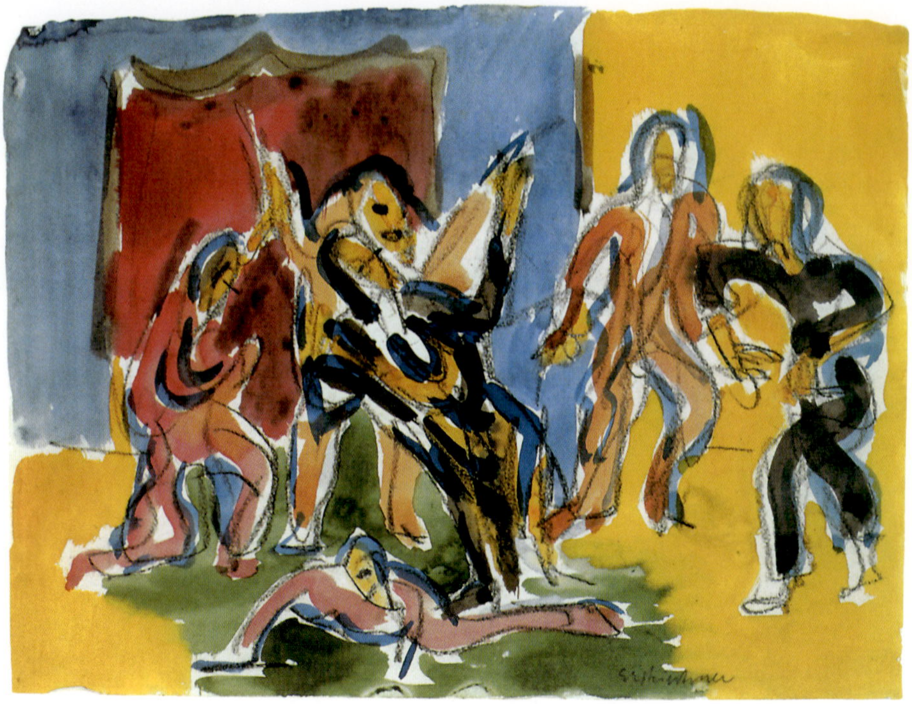

Wigman Tanz, 1926,
Aquarell, 23 x 31 cm; Privatbesitz

wegung die Zeit gleichsam anhält und in eine andere, nicht mechanische Zeit durchbricht: eine Zeit außerhalb der Zeit. Man kann sie als »Kairologie« bezeichnen, als »relative« Zeit, die sich löst vom unumstößlichen Gleichmaß der Mechanik, um schwebend, ahnend von menschlicher Erfahrung und menschlichem Erleben zu sprechen. Die Kairologie hat sich befreit von der willkürlichen Setzung, nach der jede Sekunde, jede Minute, jede Stunde zu allen Zeiten ununterscheidbar identisch sei mit sich selbst. Im Bereich des quantitativ Meßbaren mag das so sein. Es gehört aber zu den schönsten und schwersten Erfahrungen des Menschen, daß es Sekunden gibt, die sich unerträglich zu Stunden dehnen; daß es Stunden gibt, die in ihrem Erfülltsein dahinfliegen, zeitvergessen zu Sekunden schrumpfen. Augenblicke, nicht meßbar, erlebt in anderen, größeren Relationen. Davon hat die Kunst zu sprechen. Tanz und Malerei können Menschen über sich hinausführen in jene Bereiche des Lebens, die nicht beschrieben sind durch Dauer, sondern durch Intensität. An diesem Punkt begegnen sich Mary Wigman und Ernst Ludwig Kirchner. Aus dieser Quelle schöpfen beide. Starke Gefühle sind offenbar die Nahtstellen, an welchen der ›Übertritt‹ aus der Chronologie in die Kairologie geschieht. Hier setzt der schöpferische Prozeß ein: Die Bewegung versammelt Bewegtheit. Die Fülle der Empfindungen bricht auf zwischen Glück und Trauer, Liebe und Haß, Gewalt und Geduld, Leben und Tod. Und für Kirchner liegt die ›Stunde‹, in der sich das ereignet, vor allem in der körperlichen Begegnung von Mann und Frau, Frau und Mann. Doch nicht nur dort: Am 1. Oktober 1909 schreibt er verzweifelt an Erich Heckel: »Habe noch keine neue Wohnung, muß 31. Okt raus.« Vier Wochen später meldet er dem Freund auf einer Postkarte: »Bin glücklich Berlinerstr 80 part. Schreib bald mal Du verfluchter Hund. Wann kommst Du zurück. Gruß Dein Ernst. Herzlichen Gruß Fritzi.« Auf der Rückseite sieht man Ernst Ludwig Kirchner in seinem neuen Atelier. Er tanzt nackt und wild, entrückt, völlig hingegeben seinem Freudentaumel – ekstatisch.

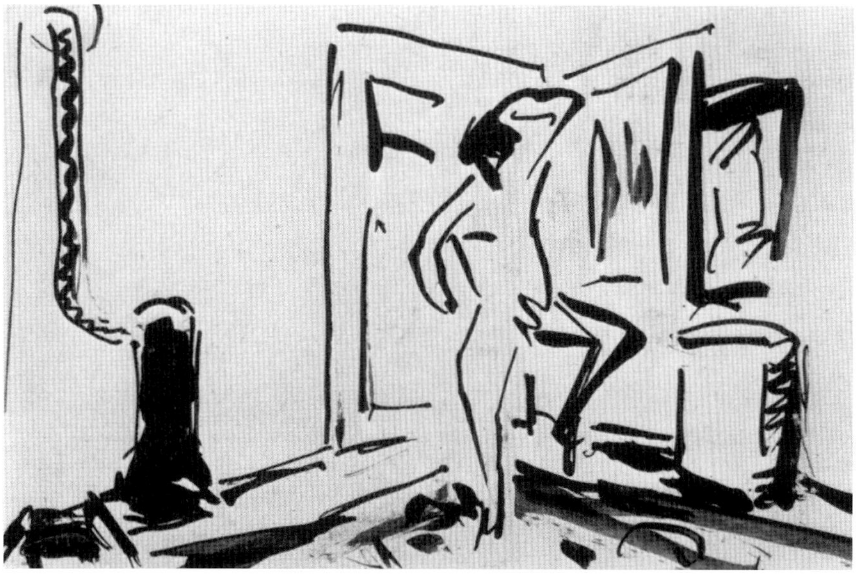

Tanzender Kirchner im neuen Atelier,
Postkarte, 1909;
Altonaer Museum, Hamburg

Gret Palucca, Vera Skoronel, Berthe Trümpy

Kirchners Interesse an der Gestaltung des modernen Ausdruckstanzes führt 1926 zu einer Begegnung mit drei Tänzerinnen von internationalem Ruf.

Auf seiner Deutschland-Reise 1926 begegnet Ernst Ludwig Kirchner in Dresden auch der Tänzerin Gret Palucca, der anderen bedeutenden Interpretin des modernen Ausdruckstanzes neben Mary Wigman. Sie stammte aus München und starb 1993 im hohen Alter von einundneunzig Jahren – eine Zeitzeugin. Nachdem sie 1919 der Wigman-Schule beigetreten war, fand 1924 ihr erster Soloabend statt. 1926 gründete sie in Dresden eine eigene Tanzschule. Aus dieser Zeit erhielt sich ein Erinnerungsfetzen: »Kirchner beobachtete, wie ich an meinen Tänzen arbeitete.«[19]

Er selbst notiert im Davoser Tagebuch unter dem Datum des 16. Januars: »Ich habe auch bei der Palucca gezeichnet, etwas, doch ist hier viel weniger Reizvolles als bei der Wigman. P. ist wenig künstlerisch begabt, vielleicht auch krank. Irgendetwas stimmt da nicht.« Es fehle ihr die Sinnlichkeit, die er bei Mary Wigman in starkem Maß antreffe. »Palucca … sie wird wohl in ein paar Jahren verschwinden. Schon heute macht ihr die Erfindung Mühe.«

Wassily Kandinsky urteilt ganz anders. Er ist fasziniert, schreibt den Essay »Tanzkurven« und zeichnet vier Bewegungsstudien nach ihren Tänzen.

Von Mary Wigman ausgehend, entwickelte Gret Palucca eine Tanzform, in der das Akrobatische einen größeren Raum einnahm. Vielleicht führte das zum Verlust oder doch zu einer Reduzierung der für Kirchner so wichtigen natürlichen Sinnlichkeit. Als sie im Juli 1927 und im Januar 1930 im Hotel »Curhaus« in Davos auftritt, besucht er die Veranstaltungen, revidiert jedoch sein ursprüngliches Urteil nicht: »Neulich war die Palucca da, die Tänzerin. Der Abend war ganz nett. Ich will von ihr ein Bild malen. Sie hat sich körperlich sehr entwickelt, aber hat nicht viel Phantasie. Die Kostüme sind spartanisch einfach. Leider ist sie immer sehr angezogen, da sie schlechte Brüste hat.«

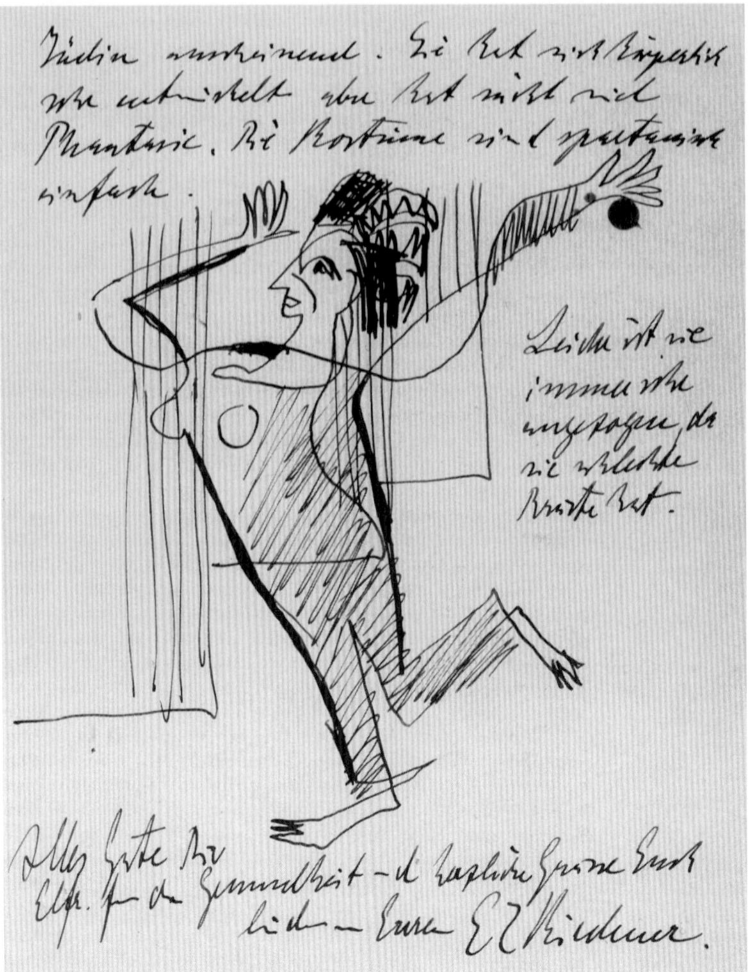

Gret Palucca tanzend, 7. 2. 1930, Feder

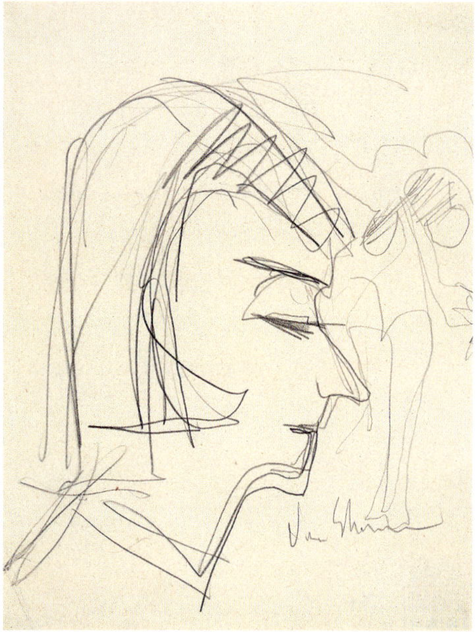

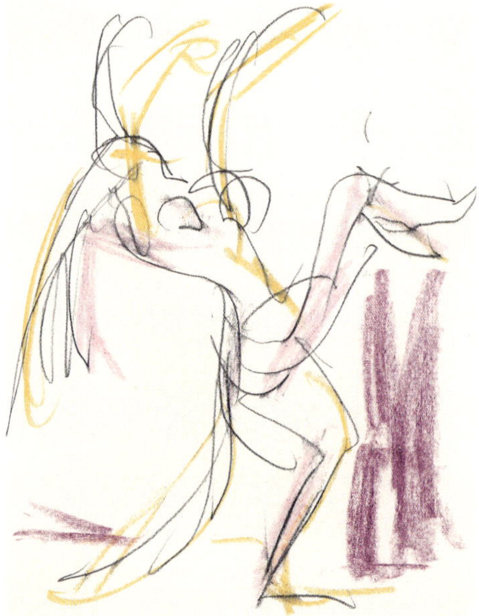

Vera Skoronel, um 1929; Skizzenbuchblatt; Kirchner Museum Davos (K 916)

Tanz (Mary Wigman?), 1926, Skizzenbuchblatt; Kirchner Museum Davos (SKB 13/37)

Eine bisher unbekannt gebliebene Würdigung des »Tanzabend Palucca« in der »Davoser Revue« vom 15. Juli 1930 macht eindrucksvoll sichtbar, warum Ernst Ludwig Kirchner ihrer künstlerischen Gestaltung des Tanzes wenig abgewinnen kann: Sie entspricht nicht seinem Bild der Frau. Der Spiegel seiner Empfindungen bleibt blind. »Der Tanzabend Palucca … hatte … einen durchschlagenden Erfolg … Beleuchtung der Szene, Musik, Kleidung, Schritt und Rhythmus – alles war neu, eigenartig und überraschend, nahm … einen offenkundigen Bezug auf die sportliche Bewegung unserer Tage, auf die Rekordleistungen. Ganz helle Beleuchtung zur besseren Wahrnehmung der Muskelbewegungen, einfache Musik, einfache Kleidung, technische Uebungen als eine besondere Programmnummer und als das Wesentlichste eines jeden Tanzes. Dies alles mit Geschmack, bezaubernder Grazie, musikalischer Einfühlung, hinreissender Wucht und einer derartigen technischen Kunstfertigkeit, daß ihre Darstellung dem erstaunten Publikum als übermenschliche Leistung erschienen. Kein Ende wollte der Beifall nehmen.«

In einem Skizzenbuch dieser Zeit dieser Zeit findet sich ein Porträt der damals bekannten Tänzerin Vera Skoronel, die Kirchner 1926 in Dresden traf, mit dem Text: »Vera Skoronel sagte, ach, ich bin menschlich so unbedeutend, warum das? Sonderbar. Berthe Trümpy [Tänzerin in Dresden] bedeutet klare Gliederung und Aufbau der Bewegung. Vera Skoronel straffer Takt.« 1929 bezeichnet er sie als »starker Künstler«. Letztlich aber bedeuten diese Tänzerinnen Kirchner wenig. Zu fern liegen ihre Ziele, zu fremd ist ihm ihre künstlerische Grundüberzeugung. Was er mit seiner Kunst als vergleichbar ansieht, findet er allein in den flutenden Bewegungen des Ensembles, das Mary Wigman leitet.

Elisabeth Hembus

Ernst Ludwig Kirchner, fünfzig Jahre alt, erlebt in der koketten Elisabeth Hembus noch einmal die schöpferische Atmosphäre seines Dresdner »Brücke«-Ateliers.

1994 stellte das Kirchner Museum Davos erstmals sieben Photos des Künstlers aus, die eine junge Frau zeigen. Auf einem liegt sie nackt auf einem Kelim, bekleidet nur mit einer Perlenkette,. Das Querformat ähnelt im Aufbau jenem Arrangement, das Kirchner 1921 für Nina Hard traf. Wer ist sie, die auf weiteren Photographien einmal sitzend, einmal stehend vor einem Spiegel ihre körperliche Schönheit gänzlich unverkrampft zeigt, Kirchners Kater Schaky auf dem Arm? Sie gilt als das von Kirchner bevorzugte Modell der Jahre 1930 bis 1933. Die junge Deutsche Elisabeth Witt hatte um 1930 den mit Kirchner befreundeten »Orgelspieler von Spina« Julius Hembus geheiratet. Dieser war, in Kronberg im Taunus beheimatet, wegen eines Lungenleidens nach Davos gekommen und dann im nahen Spina ansässig geworden. »Hembus und seine Frau sehen wir öfter. Ich habe ihn sehr gern, er ist mir in vielem ähnlich.« Man besucht sich, versteht sich, geht gemeinsam ins Kino. »Meine Frau ist zur Zeit in Zürich. Mit Hembus im Auto«, schreibt Kirchner an den Sammler Hagemann und charakterisiert die Freunde mit den Worten: »Sie sind beide ja merkwürdige Menschen, suchende Menschen, wie wir auch und ein wenig heimatlos, wie wir. Besonders sie ist uns noch ein Problem. In manchem viel älter als ihre Jahre erwarten lassen, in vielem wie eine 12jährige. Er ist sehr in der Hand seiner Mutter und katholisch erzogen. Die Mütter sind immer die Feindinnen der Frauen der Söhne, das kommt so aus complizierten erotischen Verknüpfungen, so wird das liebesuchende Mädchen wohl manche Schwierigkeiten haben, denn sie hat weder Vater noch Mutter.«

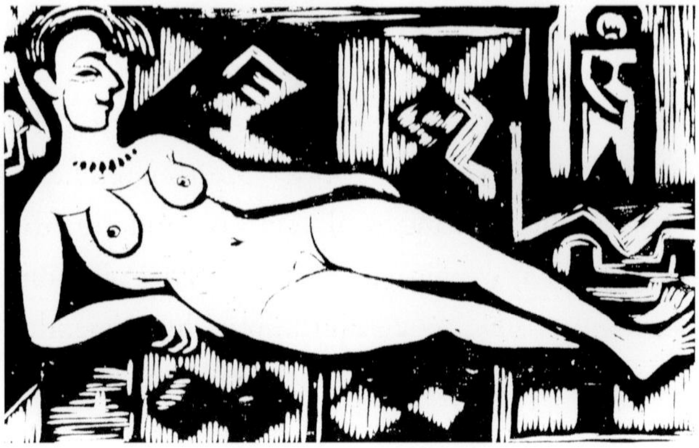

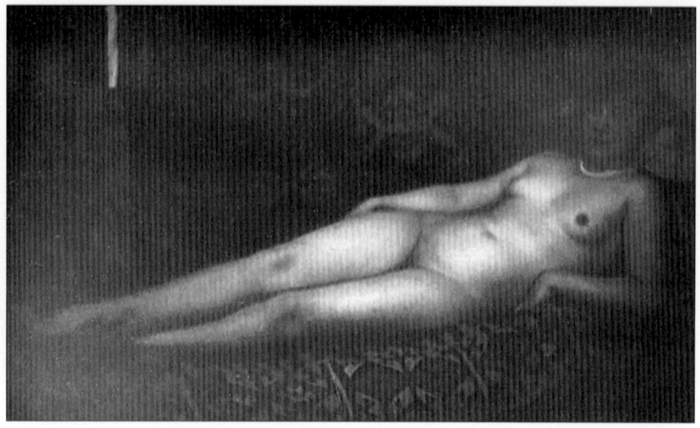

links: *Große nackte Liegende*, 1930, Holzschnitt, 54,3 x 85 cm; Staatsgalerie, Stuttgart

rechts: *Frau Hembus als liegender Akt in Ernst Ludwig Kirchners Wohnhaus auf dem Wildboden*, um 1930, Photographie; Kirchner Museum Davos

In einem Brief an Erna vom 1. Dezember 1932 beschäftigt sich Kirchner noch unter einem anderen Aspekt mit ihr. »Sie ist oft ein wildes Rösslein …

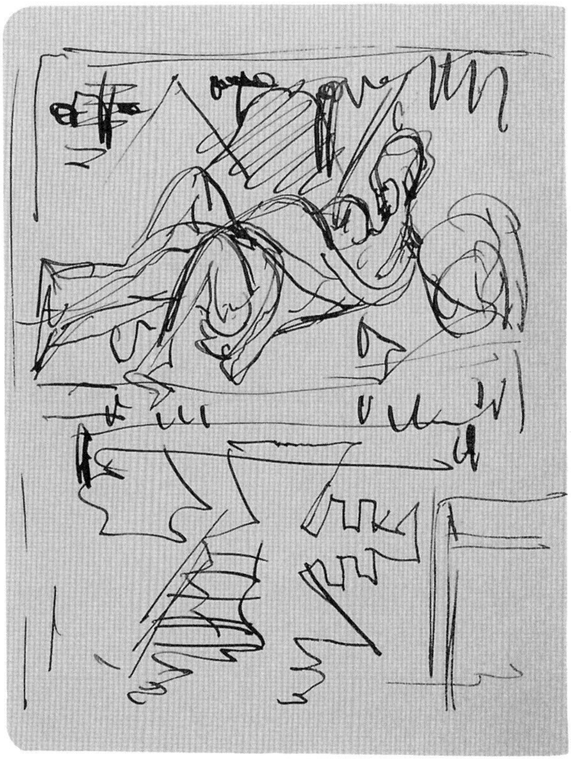

Liebespaar, 1912, Skizzenbuchblatt; Kirchner Museum Davos (SKB 44/20 v)

Die Erotik steht noch zu sehr im Vordergrund.« Und am 14. Dezember fügte er hinzu: »Sie ist ein so wilder, aber anständiger Kerl und ein sehr herumgestossenes Kind gewesen.« Schon bald bewegen sich »die Hembusse« im Atelier Kirchners ungezwungen und frei. Eine Radierung zeigt sie in liebevoller Umarmung, ein Skizzenbuchblatt beim Coitus. Auf dem Gemälde »Das große Liebespaar« und einem späten Farbholzschnitt trägt Julius Hembus seine süße Last gleichsam auf Händen. Das Zusammenleben verläuft harmonisch und friedvoll. Aber dann drücken finanzielle Sorgen. Elisabeth reagiert mit aggressiven Ausfällen. Ende 1933 kommt es auch in der Gegenwart von Kirchner zu Streitereien und Beschimpfungen: »Die Hembusse sind bei uns für einige Zeit ausgesperrt wegen unglaublich rüden Benehmens der Frau hauptsächlich.«

Seit 1934 gehen Julius Hembus und seine Frau verschiedene Wege. Ein Vergleich beendet das Elend und ermöglicht eine Scheidung. Frau Hembus heiratet später einen österreichischen Hotelier. Nach 1938 meldet sie sich bei Erna Kirchner mit der Bitte, »ihr die Vergangenheit nicht nachzutragen«.

In der unkomplizierten, vielleicht auch etwas koketten Elisabeth Hembus erlebt Kirchner noch einmal das, was ihn im Dresdner Atelier tagtäglich umgeben hatte: die ungenierte, den direkten Weg zur körperlichen Erfüllung und Erschöpfung suchende Liebe. Es entstehen Werke, die mit anderen Mitteln als denen der frühen »Brücke«-Explosionen auf den Punkt zusteuern, an welchem die Chronologie hinübergleitet in die Kairologie.

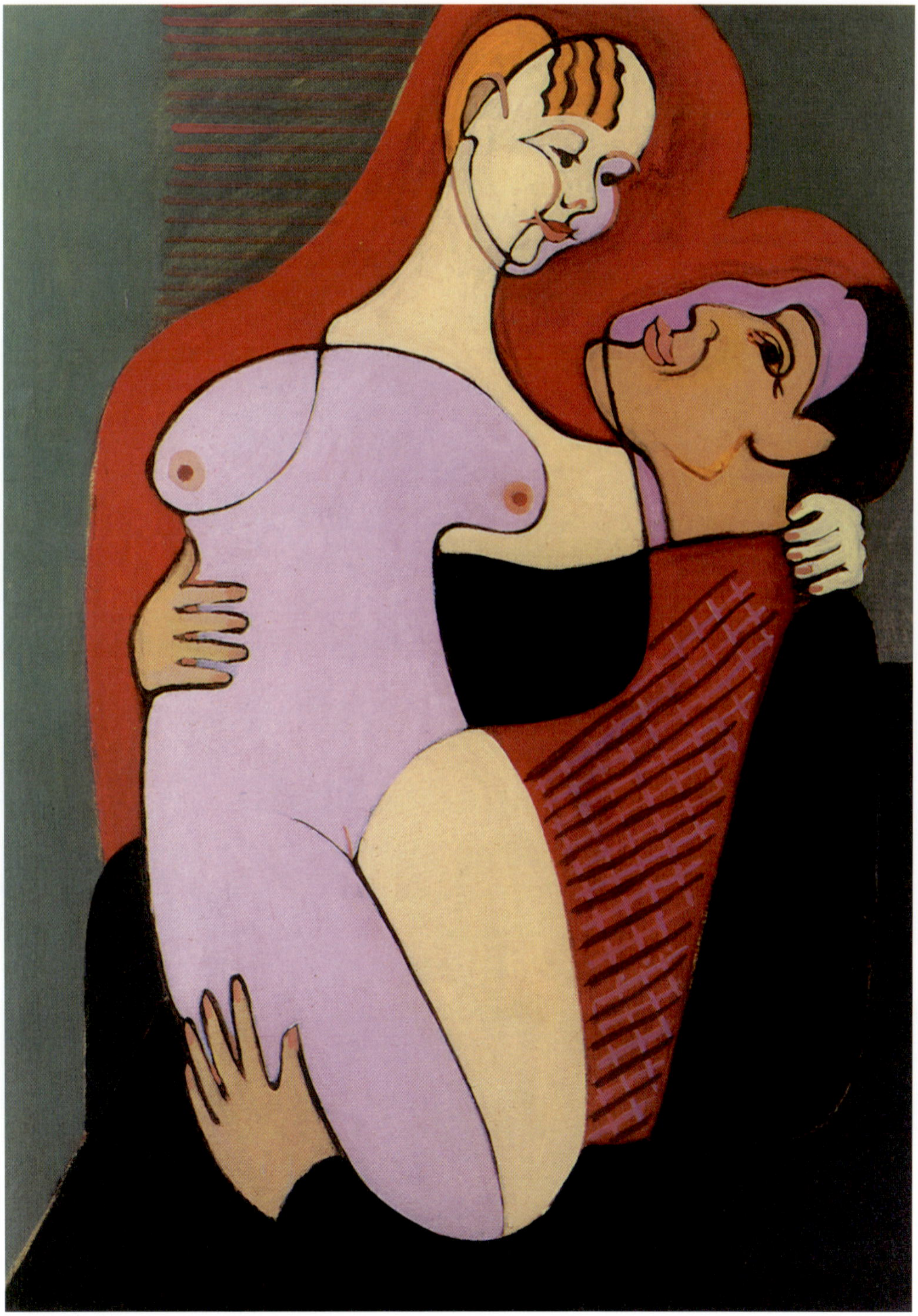

Großes Liebespaar
(Ehepaar Hembus), 1930,
Öl auf Leinwand, 151 x 112 cm;
Kirchner Museum Davos

Ernst Ludwig Kirchner – Biographie

1880	Am 6. Mai wird Ernst Ludwig Kirchner in Aschaffenburg geboren. Die Eltern sind Ernst Kirchner (1847–1921) und Maria Elisa Malwina Berthe Kirchner, geb. Franke (1851–1928)
um 1900	Freundschaft mit Emmy Frisch (1884–1975). Sie ist in Chemnitz sein erstes Aktmodell
1904	Studium in Dresden. Kirchner erlebt in Line seine erste große Liebe, die tragisch endet. Bekanntschaft mit Erich Heckel
1905	Isabella wird das Modell der »Brücke«-Maler. Es entstehen die »Viertelstundenakte«
nach 1906	Dodo (Doris Große, geb. 5. 5. 1884) wird Kirchners Modell und Geliebte. In seinem Atelier verkehren viele Mädchen
1908	Kirchner besucht mit Emmy Frisch die Insel Fehmarn
1909	Milly und Nelly, zwei farbige Tänzerinnen, inspirieren Kirchner und seinen »Brücke«-Freund Erich Heckel (1883–1970) zu exotisch-erotischen Akten
1910	Fränzi Fehrmann, halb Kind, halb Frau, wird die bevorzugte Muse der »Brücke«-Maler Erich Heckel, Max Pechstein und Ernst Ludwig Kirchner, die sie und ihre Schwester an den Moritzburger Teichen und im Atelier malen
1911/12	Ernst Ludwig Kirchner siedelt nach Berlin über und lernt die Schwestern Erna (1884–1945) und Gerda Schilling (1883–1923) kennen. Mit Erna verbringt er den Sommer 1912 auf Fehmarn. Die Aufenthalte wiederholen sich 1913 und 1914
1915	Im Frühjahr wird Kirchner, der sich bei Ausbruch des Ersten Weltkriegs als Fahrer in einem Artillerieregiment gemeldet hatte, zur Feld-Artillerie einbezogen. Entlassung wegen »Lungenaffektion und Schwäche«
1917	Ernst Ludwig Kirchner sucht aus gesundheitlichen Gründen den Schweizer Kurort Davos auf
1918	Der Künstler bezieht das Haus »In den Lärchen« auf der Längmatte oberhalb von Frauenkirch bei Davos
1920	Nele van de Velde (1897–1965) widmet Kirchner einen Zyklus von elf Holzschnitten und besucht ihn im Oktober
1921	Die Tänzerin Nina Hard besucht Ernst Ludwig Kirchner
1922	Ernst Ludwig Kirchner lernt die Weberin Lise Gujer (1897–1967) kennen und arbeitet fortan mit ihr zusammen

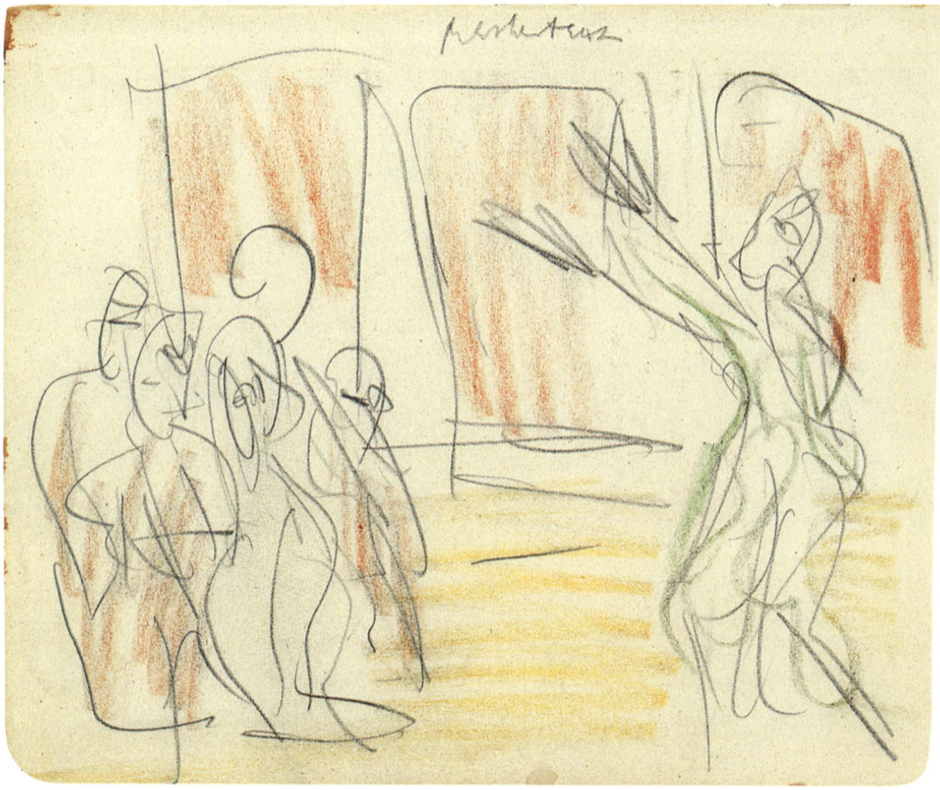

Tanz (Mary Wigman?), 1926, Skizzenbuchblatt; Kirchner Museum Davos (SKB 126/1)

1923 Ernst Ludwig Kirchner zieht in das »Wildbodenhaus« am Eingang des Sertigtales oberhalb von Frauenkirch

1926 Erste Deutschland-Reise. Er besucht in Chemnitz seine Mutter, in Dresden Fränzi Fehrmann. Er skizziert in der Tanzschule von Mary Wigman und trifft die Tänzerinnen Gret Palucca, Vera Skoronel und Berthe Trümpy

1927 Beim Besuch eines unbekannten jungen Mädchens in Frauenkirch entstehen zahlreiche Aktphotographien, die Kirchner als Vorlage dienen und seine Komposition beeinflussen

1929 Eine unbekannte Tänzerin steht Kirchner im Wald am »Wildbodenhaus« für Licht-Schatten-Studien Modell

1930 Ernst Ludwig Kirchner lernt den »Orgelspieler von Spina«, Julius Hembus, kennen. Dessen Frau Elisabeth wird Kirchners letztes Modell

1938 Kirchner begeht am 15. Juni Selbstmord

Anmerkungen

1 Am 7. Juni 1905 schlossen sich in Dresden die Architekturstudenten Ernst Ludwig Kirchner, Erich Heckel, Karl Schmidt-Rottluff und Fritz Bleyl zur Künstlergruppe »Brücke« zusammen. Ihr Ziel war, wie sie in ihrem »Programm« niederlegten, »mit dem Glauben an eine neue Generation der Schaffenden wie der Geniessenden« sich »Arm- und Lebensfreiheit zu verschaffen gegenüber den wohlangesessenen älteren Kräften«. Jeder, »der unmittelbar und unverfälscht« wiedergebe, was ihn zum Schaffen dränge, gehöre zu ihnen. Fritz Bleyl verließ die Gruppe 1907, Emil Nolde war ihr 1906 für kurze Zeit beigetreten, Otto Mueller, Cuno Amiet und Max Pechstein wurden feste Mitglieder. 1911 Übersiedlung der »Brücke«-Künstler von Dresden nach Berlin. 1913 trennte sich die Gruppe aufgrund von Unstimmigkeiten über die von Kirchner verfaßte »Chronik der Brücke«, deren Darstellung nicht den Ansichten der anderen Mitglieder entsprach.
Sämtliche Mitglieder der Künstlergruppe »Brücke« wurden 1933 von der nationalsozialistischen Kunstdoktrin als »entartet« diffamiert.

2 Ernst Ludwig Kirchner hinterließ in 180 Skizzenbüchern etwa 11 000 Skizzen. 160 wurden von Roman Norbert und Rosemarie Ketterer 1992 dem Kirchner Museum Davos gestiftet. Erste wissenschaftliche Bearbeitung: Gerd Presler: *Ernst Ludwig Kirchner. Die Skizzenbücher, Skizzenbuchteile und Skizzensammlungen. »Ekstase des ersten Sehens«*, Monographie und Werkverzeichnis, Davos und Weingarten 1996. »Ekstase des ersten Sehens«, dieser für Kirchners Bildauffassung zentrale Begriff, findet sich im Davoser Tagebuch unter dem 18. Februar 1926.

3 »Ex libris H. Frisch«, 1909, Holzschnitt; »Ex libris H. Frisch«, 1910, Holzschnitt, siehe Dube 1991: Holzschnitte 687 und 691.

4 Dangast, Künstlerort am Jadebusen. Hier arbeitete Karl Schmidt-Rottluff in den Sommermonaten von 1907 bis 1912, Erich Heckel 1907 bis 1910, Max Pechstein 1910; 1921 ließ sich Franz Radziwill auf Rat Karl Schmidt-Rottluffs in Dangast nieder und schuf hier sein expressionistisches Frühwerk.

5 »Zwei Menschen«, Holzschnittfolge von 1905, die sich an die gleichnamige Dichtung Richard Dehmels anlehnt, siehe Dube 1991: Holzschnitte 40–48.

6 Annemarie Dube-Heynig: *Ernst Ludwig Kirchner – Postkarten und Briefe an Erich Heckel im Altonaer Museum in Hamburg*, hrsg. von Roman Norbert Ketterer unter Mitwirkung von Wolfgang Henze, Köln 1984; Gerd Presler: *»Brücke« an Dr. Rosa Schapire*, Mannheim 1990; *Expressionistische Grüße. Künstlerpostkarten der »Brücke« und des »Blauen Reiter«*, hrsg. von Magdalena M. Moeller, Stuttgart 1991.

7 Das Davoser Tagebuch beinhaltet Aufzeichnungen Kirchners aus der Zeit von 1919 bis 1928 in Frauenkirch bei Davos. Siehe Lothar Grisebach: *E. L. Kirchners Davoser Tagebuch. Eine Darstellung des Malers und eine Sammlung seiner Schriften*, Köln 1968 (erw. Neuauflage Stuttgart 1997).

8 »Hieroglyphe« ist ein zentraler Begriff Kirchners, siehe auch: Gerd Presler: *Ernst Ludwig Kirchner*, wie Anm. 2, S. 55 ff., 119ff.

9 Georg Schmidt, unveröffentlichter Aufsatz; Kirchner Museum Davos.

10 Roman Norbert Ketterer: *Dialoge*, Bd. 1, Stuttgart 1988, S. 36ff.

11 Katharina Sykora: *Weiblichkeit, Großstadt, Moderne. Ernst Ludwig Kirchners Straßenszenen 1913–1915*, hrsg. vom Museumspädagogischen Dienst Berlin, Berlin 1996, S. 32.

12 »Triumph der Liebe«, Holzschnittfolge von 1918, siehe Dube 1991: Holzschnitte 342–350.

13 »Liebespaar«, »Onanierszene«, »Der Sadist«, »Der Masochist«, »Der Busenfreier«, »Der Urinfreier«, »Der Fußfreier«, »Der Handschuhfreier«, Lithographiefolge von 1915, siehe Dube 1991: Holzschnitte 266–273.

14 Ernst Ludwig Kirchner: *Briefe an Nele*, München 1961, S. 5f. Nele van de Velde (1897–1965), Tochter des Jugendstil-Architekten Henry van de Velde (1863–1957), war eine Schülerin Kirchners.

15 Nele van de Velde, *Ein Tag mit Kirchner auf der Staffelalp*, 1920, Folge von 11 Holzschnitten, veröffentlicht in: Genius, 1920, Bd. 2, S. 282–292; Kirchner Museum Davos.

16 Margrit Mattli: ›Lise Gujer‹, in: *Lise Gujer. Wirkereien nach Entwürfen von E. L. Kirchner*, Bern 1974, S. 59–64.

17 Siehe Christian Lenz: *Das Leben. Ein Teppich-Entwurf*, Bern 1978.

18 Gret Palucca und Mary Wigman, in: *Ernst Ludwig Kirchner. Der Tanz*, hrsg. und eingeleitet von Gabriele Lohberg, Davos 1993.

19 Ebenda.

Ausgewählte Literatur

Ernst Ludwig Kirchner: *Briefe an Nele*, München 1961

Ernst Ludwig Kirchner: *Briefwechsel mit einem jungen Ehepaar 1927–1937* (Hansgeorg und Elfriede Knoblauch), hrsg. von Eberhard W. Kornfeld, Bern 1989

Annemarie Dube-Heynig: *Ernst Ludwig Kirchner – Postkarten und Briefe an Erich Heckel im Altonaer Museum in Hamburg*, hrsg. von Roman Norbert Ketterer unter Mitwirkung von Wolfgang Henze, Köln 1984

Ernst Ludwig Kirchner und Gustav Schiefler: *Briefwechsel 1910–1935/38*, bearb. von Wolfgang Henze in Verbindung mit Annemarie Dube-Heynig und Magdalena Kraemer-Noble, Stuttgart und Zürich 1990

Billig, Volkmar: ›Et in Arcadia ego‹, in: *Künstler der Brücke in Moritzburg. Malerei, Zeichnung, Graphik, Plastik von Heckel, Kirchner, Pechstein, Bleyl*, Ausst. Kat. Schloß Moritzburg, Dresden 1995

Bleyl, Fritz: ›Erinnerungen‹, in: Hans Wentzel: *Bildnisse der Brücke-Künstler von einander*, Stuttgart 1961 (S. 24–28)

Buchheim, Lothar-Günther: *Die Künstlergemeinschaft Brücke. Gemälde, Zeichnungen, Graphik, Plastik, Dokumente*, Feldafing 1956

Dube, Annemarie und Wolf-Dieter: *Ernst Ludwig Kirchner. Das graphische Werk*, 2 Bde., München 1991

Dube-Heynig, Annemarie: *E. L. Kirchner. Graphik*, 3. Auflage, München 1991

Gabler, Karlheinz (Hg.): *E. L. Kirchner*, Bd. 1: *Dokumente*, Bd. 2: *Zeichnungen, Pastelle, Aquarelle*, Aschaffenburg 1980

Gerlinger, Hermann: *Die Maler der »Brücke«, Cuno Amiet, Fritz Bleyl, Erich Heckel, Ernst Ludwig Kirchner, Emil Nolde, Max Pechstein, Karl Schmidt-Rottluff, Otto Mueller*, Sammlung Gerlinger, bearb. von Heinz Spielmann, Christian Rathke und Hermann Gerlinger, Stuttgart 1995

Gordon, Donald E.: *Ernst Ludwig Kirchner. Mit einem kritischen Katalog sämtlicher Gemälde*, München 1968

Grohmann, Will: *E. L. Kirchner*, Stuttgart 1958

Haftmann, Werner: *Malerei im 20. Jahrhundert*, München 1979 (S. 111)

Henze, Anton: *Ernst Ludwig Kirchner. Leben und Werk*, Stuttgart und Zürich 1980

Henze, Wolfgang: ›Die Kunst Ernst Ludwig Kirchners in den Krisenjahren 1913–1917‹, in: *Ernst Ludwig Kirchner. Von Jena nach Davos*, Ausst. Kat. Jena, Leipzig 1994 (S. 49ff.)

Hünlich, Bernd: ›Heckel mit Kirchner auf der Berliner Straße in Dresden‹, in: Dresdener Kunstblätter 27, 1983, S. 115–121

Hünlich, Bernd: ›Kirchners Freundin »Dodo« Doris Große‹, in: Dresdner Kunstblätter 32, 1988, S. 137–147

Hünlich Bernd: ›Moritzburger Ortsmotive der »Künstlergruppe Brücke«‹, in: Dresdener Kunstblätter 34, 1990, S. 170–182

Jähner, Horst: *Künstlergruppe Brücke. Geschichte, Leben und Werk ihrer Maler*, 2. Auflage, Stuttgart 1986

Ketterer, Roman Norbert (Hg. u. a.): *Ernst Ludwig Kirchner. Zeichnungen und Pastelle*, Stuttgart und Zürich 1979

Ernst Ludwig Kirchner. Der Tanz, hrsg. und eingeleitet von Gabriele Lohberg, Davos 1993

Kirchner Museum Davos. Katalog der Sammlung, Bd. 1, bearb. und hrsg. von Wolfgang Henze, Davos 1992; Bd. 2: *Fotografie, Porträt, Landschaft, Interieur, Ausstellung*, bearb. und hrsg. von Gabriele Lohberg, Davos 1994

Kornfeld, Eberhard W.: *Ernst Ludwig Kirchner. Eine Nachzeichnung seines Lebens*, Bern 1979

Künstler der Brücke in Moritzburg. Malerei, Zeichnung, Graphik, Plastik von Heckel, Kirchner, Pechstein, Bleyl, Ausst. Kat. Schloß Moritzburg, Dresden 1995

Moeller, Magdalena M.: *E. L. Kirchner. Die Straßenszenen 1913–1915*, München 1993

Pechstein, Max: *Erinnerungen*, hrsg. von Leopold Reidemeister, 2. Auflage, Wiesbaden 1960 (S. 41ff.)

Presler, Gerd: *»Brücke« an Dr. Rosa Schapire*, Mannheim 1990

Presler, Gerd: *Glanz und Elend der 20er Jahre*, Köln 1992

Presler, Gerd: *Ernst Ludwig Kirchner. Die Skizzenbücher, Skizzenbuchteile und Skizzensammlungen. »Ekstase des ersten Sehens«*, Monographie und Werkverzeichnis, Davos und Weingarten 1996

Reidemeister, Leopold: *Künstler der Brücke an den Moritzburger Seen 1909–1911*, Berlin 1970

Reinhardt, Dietrich: ›Zeitgenössische Zeugnisse von Kirchners Fehmarn-Aufenthalten‹, in: *Brücke-Almanach 1997*, hrsg. von Hermann Gerlinger und Heinz Spielmann, Schleswig 1997

Schiefler, Gustav: *Die Graphik Ernst Ludwig Kirchners*, Bd. 1: *bis 1916*, Berlin 1926; Bd. 2: *1917–1927*, Berlin 1931

Scotti, Roland: *Ernst Ludwig Kirchner. Selbstbildnisse*, Davos 1997

Vogt, Paul: *Ernst Ludwig Kirchner. Skizzenbuch aus der Sammlung des Museum Folkwang, Essen*, Freren 1983

Walser, Robert: ›Friedrichstraße‹ (1909), in: Robert Walser: *Sämtliche Werke in Einzelbänden*, Bd. 3: *Aufsätze*, hrsg. von Jochen Greven, Zürich und Frankfurt am Main 1985 (S. 76ff.)

Wietek, Gerhard: *Gemalte Künstlerpost. Karten und Briefe deutscher Künstler aus dem 20. Jahrhundert*, München 1977

Photonachweis

Die Bildvorlagen wurden freundlicherweise von den in den Bildlegenden genannten Museen und Archiven zur Verfügung gestellt, ferner von folgenden Museen, Photographen und Publikationen:

Jörg P. Anders, Bildarchiv Preußischer Kulturbesitz, Berlin: S. 27 oben, 58
Fotoarchiv Galerie Henze & Ketterer, Wichtrach/Bern: S. 97 links
Artothek, Spezialarchiv für Gemäldefotografie, Peissenberg: S. 72
Peter Lauri, Photographie, Bern: S. 35, 49–52
Lempertz Archiv, Köln: S. 39, 73
Öffentliche Kunstsammlung Basel: S. 78
Antje Zeis-Loi, Medienzentrum, Wuppertal: S. 71
Eberhard W. Kornfeld: *Ernst Ludwig Kirchner. Eine Nachzeichnung seines Lebens*, Bern 1979, S. 30: S. 45 unten
Annemarie Dube-Heynig: *Ernst Ludwig Kirchner – Postkarten und Briefe an Erich Heckel im Altonaer Museum in Hamburg*, hrsg. von Roman Norbert Ketterer unter Mitwirkung von Wolfgang Henze, Köln 1984, Nr. 14, S. 37: S. 94
Ernst Ludwig Kirchner: *Briefwechsel mit einem jungen Ehepaar 1927–1937*, hrsg. von Eberhard W. Kornfeld, Bern 1989, Titelseite, S. 103: S. 69, 95
Repro-Aufnahmen: S. 19, 55, 82

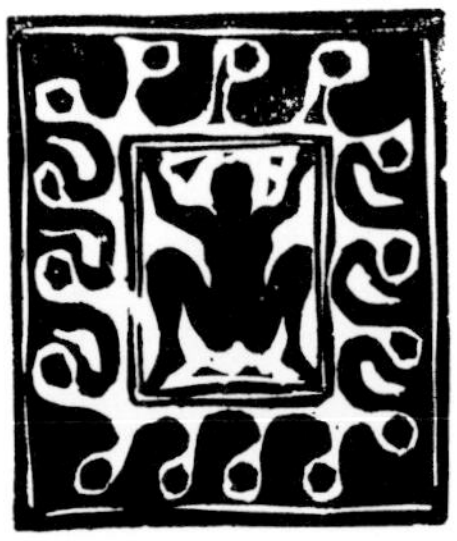

Umschlag (vorn): »Nacktes Mädchen hinterm Vorhang, Fränzi«, 1910–26, Öl auf Leinwand; Stedelijk Museum, Amsterdam (siehe S. 6);
(hinten): »Zwei Akte auf Teppich«, 1909, Pastell und farbige Kreide; Privatbesitz (siehe S. 29)
Bucheinband: »Drei Badende Frauen«, 1913, Holzschnitt, Zustand II; Staatsgalerie, Stuttgart

Die Deutsche Bibliothek – CIP-Einheitsaufnahme
Presler, Gerd: Ernst Ludwig Kirchner : Seine Frauen, seine Modelle, seine Bilder / Gerd Presler – München ; New York : Prestel, 1998
ISBN 3-7913-1976-0

Prestel-Verlag, Mandlstraße 26, D-80802 München
Tel. 089-381709-0 · Fax 089-381709-35

Lektorat: Katrin Wiethege
Gestaltung: Maja Thorn
Satz und Lithographie: LVD GmbH, Berlin
Druck: Passavia GmbH, Passau
Bindung: MIB Conzella, Pfarrkirchen
Printed in Germany
ISBN 3-7913-1976-0